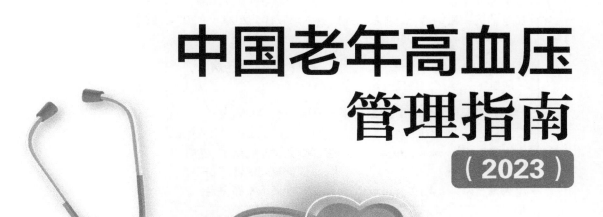

中国老年高血压管理指南（2023）

中国老年医学学会高血压分会
北京高血压防治协会　编著
国家老年疾病临床医学研究中心

人民卫生出版社
·北京·

图书在版编目（CIP）数据

中国老年高血压管理指南 . 2023 / 中国老年医学学
会高血压分会，北京高血压防治协会，国家老年疾病临床
医学研究中心编著 . —北京：人民卫生出版社，2023.6（2024.1重印）
ISBN 978–7–117–35002–0

Ⅰ. ①中⋯   Ⅱ. ①中⋯②北⋯③国⋯   Ⅲ. ①老年病
– 高血压 – 诊疗 – 指南   Ⅳ. ①R544.1–62

中国国家版本馆 CIP 数据核字（2023）第 109160 号

人卫智网	www.ipmph.com	医学教育、学术、考试、健康，购书智慧智能综合服务平台
人卫官网	www.pmph.com	人卫官方资讯发布平台

中国老年高血压管理指南（2023）
Zhongguo Laonian Gaoxueya Guanli Zhinan（2023）

编　　著：中国老年医学学会高血压分会
　　　　　北京高血压防治协会
　　　　　国家老年疾病临床医学研究中心
出版发行：人民卫生出版社（中继线 010-59780011）
地　　址：北京市朝阳区潘家园南里 19 号
邮　　编：100021
E - mail：pmph @ pmph.com
购书热线：010-59787592　010-59787584　010-65264830
印　　刷：北京虎彩文化传播有限公司
经　　销：新华书店
开　　本：787 × 1092　1/16　印张：5.5
字　　数：96 千字
版　　次：2023 年 6 月第 1 版
印　　次：2024 年 1 月第 2 次印刷
标准书号：ISBN 978-7-117-35002-0
定　　价：30.00 元

打击盗版举报电话：010-59787491　E-mail：WQ @ pmph.com
质量问题联系电话：010-59787234　E-mail：zhiliang @ pmph.com
数字融合服务电话：4001118166　E-mail：zengzhi @ pmph.com

《中国老年高血压管理指南(2023)》
制定与审核专家委员会

主任委员

范 利（中国人民解放军总医院）

华 琦（首都医科大学宣武医院）

副主任委员（按姓氏拼音排序）

陈鲁原（广东省人民医院）

郭艺芳（河北省人民医院）

李 静（首都医科大学宣武医院）

皮 林（北京市垂杨柳医院）

王增武（中国医学科学院阜外医院）

谢良地（福建医科大学附属第一医院）

袁 洪（中南大学湘雅三医院）

张新军（四川大学华西医院）

执笔专家（按姓氏拼音排序）

曹 丰（中国人民解放军总医院）

陈鲁原（广东省人民医院）

陈伟伟（中国医学科学院阜外医院）

范 利（中国人民解放军总医院）

郭艺芳（河北省人民医院）

胡亦新（中国人民解放军总医院）

华 琦（首都医科大学宣武医院）

姜一农（大连医科大学附属第一医院）

李 静（首都医科大学宣武医院）

李 燕（上海交通大学医学院附属瑞金医院）

李 勇（复旦大学附属华山医院）

胡亦新（中国人民解放军总医院）

华　琦（首都医科大学宣武医院）

姜一农（大连医科大学附属第一医院）

李　靖（北京医院）

李　静（首都医科大学宣武医院）

李　燕（上海交通大学医学院附属瑞金医院）

李　勇（复旦大学附属华山医院）

李　悦（哈尔滨医科大学附属第一医院）

李东宝（首都医科大学附属北京友谊医院）

李南方（新疆维吾尔自治区人民医院）

李为民（哈尔滨医科大学附属第一医院）

李艳芳（首都医科大学附属北京安贞医院）

刘　靖（北京大学人民医院）

刘　敏（河南省人民医院）

刘　蔚（北京医院）

刘　志（首都医科大学宣武医院）

刘东霞（河北省人民医院）

刘梅林（北京大学第一医院）

卢新政（江苏省人民医院）

马青峰（首都医科大学宣武医院）

马志毅（北京清华长庚医院）

牟建军（西安交通大学医学院第一附属医院）

皮　林（北京市垂杨柳医院）

山　缨（复旦大学附属华山医院）

商黔惠（遵义医科大学附属医院）

舒　燕（四川省人民医院）

孙宁玲（北京大学人民医院）

孙希鹏（首都医科大学宣武医院）

谭　静（首都医科大学宣武医院）

王　青（首都医科大学附属复兴医院）

王德昭（北京和睦家医院）

王鸿懿（北京大学人民医院）

王继光（上海交通大学医学院附属瑞金医院）

王洁妤（首都医科大学宣武医院）

王胜煌（宁波大学附属第一医院）

王艳玲（首都医科大学宣武医院）

王增武（中国医学科学院阜外医院）

吴　忠（海南省人民医院）

吴海英（中国医学科学院阜外医院）

喜　杨（北京大学人民医院）

谢良地（福建医科大学附属第一医院）

许立庆（深圳新风和睦家医院）

杨　伟（首都医科大学宣武医院）

杨晓敏（浙江大学医学院附属邵逸夫医院）

余　静（兰州大学第二医院）

袁　洪（中南大学湘雅三医院）

张　丽（中国人民解放军总医院）

张新军（四川大学华西医院）

张宇清（中国医学科学院阜外医院）

赵德超（哈尔滨医科大学附属第一医院）

赵洛沙（郑州大学第一附属医院）

钟　萍（四川省人民医院）

钟久昌（首都医科大学附属北京朝阳医院）

祝之明（中国人民解放军陆军特色医学中心）

秘　书

孙希鹏（首都医科大学宣武医院）

肖克令（首都医科大学宣武医院）

诸国华（首都医科大学宣武医院）

前言

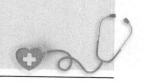

高血压是最常见的慢性疾病之一,是罹患脑卒中、心肌梗死乃至造成心血管死亡的首要危险因素。半数以上的老年人患有高血压。老年人是一个独特的群体,老年人高血压的预防、诊断、评估和治疗策略与一般人群显著不同。为提高中国老年高血压的防治水平,中国老年医学学会高血压分会、北京高血压防治协会与国家老年疾病临床医学研究中心(中国人民解放军总医院、首都医科大学宣武医院)在《中国老年高血压管理指南(2019)》专家委员会基础上联合成立了《中国老年高血压管理指南(2023)》制定与审核专家委员会,组织国内高血压领域专家,参照国际和国内指南制订的流程,完成了文献检索、框架设定、内容撰写、证据等级和推荐级别评估,结合国际国内老年高血压领域的新进展、新指南、新共识、新循证,组织了多次讨论和修订,针对老年人血压测量、降压目标、老年高血压特点、功能保存、多重用药、特定人群的治疗及血压管理等问题做了详细阐述。

与 2019 版指南相比,2023 版指南引用了新近发表的基于中国老年高血压人群的流行病学和临床研究证据,更加强调老年高血压诊治过程中的安全性与有效性平衡,突出了诊室外血压测量在老年高血压诊疗中的重要性,丰富了老年高血压合并衰弱、认知障碍及多器官功能不全的相关内容,更新了老年高血压及其伴随疾病的药物治疗推荐,扩展了老年高血压特殊人群的范围,进一步优化老年高血压的管理策略。2023 版指南紧密结合中国老年高血压的特点和临床,将证据与实践相结合。相信《中国老年高血压管理指南(2023)》的出版,将对我国老年高血压防治事业起到重要的推动作用。

中国老年医学学会高血压分会
北京高血压防治协会
国家老年疾病临床医学研究中心
2023 年 5 月

本指南对推荐类别和证据分级的定义及具体表述如表 1、表 2。

表 1 推荐类别

推荐类别	定义	建议使用的表述
I 类	证据和 / 或总体一致认为，该治疗或方法有益、有用或有效	推荐 / 有指征
II 类	关于该治疗或方法的用途 / 疗效，证据不一致和 / 或观点有分歧	
IIa 类	证据 / 观点倾向于有用 / 有效	应该考虑
IIb 类	证据 / 观点不足以确立有用 / 有效	可以考虑
III 类	证据和 / 或专家一致认为，该治疗或方法无用 / 无效，在某些情况下可能有害	不推荐

表 2 证据分级

证据分级	定义
A 级	数据来自多项随机对照临床试验或由随机对照临床试验组成的荟萃分析
B 级	数据来自单项随机临床试验或多个大型非随机对照研究
C 级	数据来自专家共识和 / 或小规模研究、回顾性研究或登记注册研究

目录

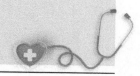

1 概述

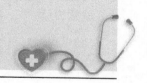

1.1 老年高血压的定义与分级

年龄≥65 岁,在未使用降压药物的情况下非同日 3 次测量血压,收缩压(systolic blood pressure,SBP)≥140mmHg 和/或舒张压(diastolic blood pressure,DBP)≥90mmHg(1mmHg=0.133kPa),即诊断为老年高血压。曾明确诊断高血压且正在接受降压药物治疗的老年人,虽然血压 <140/90mmHg,也应诊断为老年高血压。老年高血压的定义与分级与一般成年人相同(表 1-1)。

表 1-1 老年人血压水平的定义与分级[1]

单位:mmHg

定义与分级	收缩压		舒张压
正常血压	<120	和	<80
正常高值	120~139	和/或	80~89
高血压	≥140	和/或	≥90
1 级高血压	140~159	和/或	90~99
2 级高血压	160~179	和/或	100~109
3 级高血压	≥180	和/或	≥110
单纯收缩期高血压	≥140	和	<90

注:当收缩压与舒张压分属不同级别时,以较高的级别为准。单纯收缩期高血压按照收缩压水平分级。

上述定义与分级的依据是诊室坐位血压测量结果。近年来我国家庭自测血压与动态血压监测应用日益广泛,在应用符合计量标准的血压测量工具且测量操作规范的前提下,家庭自测血压与动态血压监测结果也可作为高血压诊断与疗效评估的依据。诊室血压与家庭自测血压、动态血压测量的诊断标准见表 1-2。

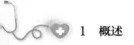

表 1-2 　诊室血压与诊室外血压测量的高血压诊断标准[1]

单位:mmHg

诊室血压	家庭自测血压	24h 动态血压均值	日间均值	夜间均值
≥140/90	≥135/85	≥130/80	≥135/85	≥120/70

1.2　老年高血压的流行趋势与防治现状

　　1991 年全国高血压抽样调查资料显示,我国≥60 岁老年人高血压患病率为40.4%[2],2002 年全国营养调查显示高血压患病率为 49.1%[3],2012—2015 年全国高血压分层多阶段随机抽样横断面调查资料显示高血压患病率为 53.2%[4],高血压患病率总体呈增高趋势。2018 年调查资料显示,≥60 岁、≥70 岁、≥80 岁人群高血压患病率分别为 54.4%、65.2%、66.7%[5]。2004—2018 年,无论男性、女性,60~69 岁人群高血压患病率均随时间呈缓慢上升趋势[6]。

　　2012—2015 年调查资料显示,60 岁及以上人群高血压的知晓率、治疗率和控制率分别为 57.1%、51.4% 和 18.2%,较 2002 年明显提高(表 1-3)[3]。2018 年调查资料显示,≥60 岁、≥70 岁、≥80 岁人群高血压的知晓率、治疗率都近 50%,但控制率在 13.4%~14.8%,略高于年轻人[5]。2004—2018 年间,无论男性、女性,60~69 岁人群高血压“三率”(知晓率、治疗率、控制率)上升明显[6]。值得注意的是,老年高血压患者血压的控制率并未随着服药数量的增加而改善[7]。

表 1-3 　我国三次高血压患病率、知晓率、治疗率和控制率调查结果

年份 / 年	年龄 / 岁	患病率 /%	知晓率 /%	治疗率 /%	控制率 /%
2002	≥60	49.1	37.6	32.2	7.6
2012—2015	≥60	53.2	57.1	51.4	18.2
2018	≥60	54.4	51.6	45.0	14.6
	≥70	65.2	55.7	50.0	14.8
	≥80	66.7	53.9	48.2	13.4

1.3　老年高血压的特点

　　随着年龄增长,大动脉弹性下降,动脉僵硬度增加;压力感受器反射敏感性

和 β 肾上腺素能系统反应性降低;肾脏维持离子平衡能力下降,表现为容量负荷增多和血管外周阻力增加[8]。因此,老年高血压具有以下特点:

(1)收缩压升高为主:老年高血压患者常见收缩压升高和脉压增大。据我国人群统计,老年单纯收缩期高血压患病率为 29.0%~31.9%,患病人数占老年高血压总人数的 56.9%,而老年单纯舒张期高血压患病率仅为 1.3%[4,9]。与舒张压升高相比,收缩压升高与心、脑、肾等靶器官损害的关系更为密切,是心血管事件更为重要的独立预测因素。因此,老年患者降压治疗更应强调收缩压达标。

(2)血压波动大:由于血压调节能力下降,老年人的血压水平容易受到多种因素的影响从而产生波动,如体位、进餐、情绪、季节或温度等,称为异常血压波动。最常见的是血压昼夜节律异常、直立性血压波动、餐后低血压等。

老年人血压昼夜节律异常发生率可高达 76.5%,常表现为非杓型和反杓型[10],夜间血压较白天降低 <10%,甚至较白天升高,在高龄人群中更为常见[11]。同时,直立性血压波动可表现为直立性低血压、直立性高血压以及卧位高血压合并直立性低血压。直立性低血压在我国老年高血压人群发生率为 20.6%~28.8%[12,13],直立性高血压的发生率为 7.2%~10.8%[14,15]。直立性高血压患者与高血压合并直立性低血压患者相比,心血管风险更高。此外,餐后低血压也是老年异常血压波动的常见类型,餐后低血压在养老院居民中患病率为 24.0%~30.0%[16],在我国社区老年人群中为 59.3%[17],在住院老年患者中甚至高达 74.7%[18],且随增龄而上升[19],是晕厥、跌倒、心血管事件的重要危险因素[20,21]。

(3)多重用药:高龄老年高血压患者(≥80 岁)常伴有多种危险因素和相关疾病,合并糖尿病、高脂血症、冠心病、肾功能不全和脑血管病的检出率分别为 39.8%、51.6%、52.7%、19.9% 和 48.4%[22]。因合并多种慢性疾病,多重用药是老年人常见的现象[23]。我国研究显示,社区老年人多重用药不良反应发生率为 5.8%~14.2%[24,25],老年高血压住院患者多重用药不良反应发生率更高,为 30.7%[26]。

(4)假性高血压:老年高血压患者伴有严重动脉硬化时,可出现袖带加压时难以压缩肱动脉,所测血压值高于动脉内测压值的现象,称为假性高血压。通过无创中心动脉压检测可获得相对准确的血压值。假性高血压发生率随年龄增长而增高[27]。当收缩压测量值异常升高但未合并相关靶器官损害或药物降压治疗后即出现低血压症状时,应排除假性高血压可能。假性高血压可导致过度降压治疗,收缩压过低可能引起高龄患者跌倒、晕厥等不良事件的增加[22]。

随着年龄的增长,钙化性瓣膜病的发生率增高,超声心动图可明确诊断。

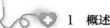

严重主动脉瓣狭窄者应避免过度降压,以免影响重要脏器血供;若脉压过大,收缩压明显增高且舒张压水平低于 50mmHg,还应注意合并主动脉瓣关闭不全的可能。

此外,若在降压治疗过程中反复出现低血压症状,还须警惕白大衣高血压。白大衣高血压患者约占总人口的 15.0%,高血压患者的 30.0%~40.0%[28],老年人尤其高发,可达 40.0%[19]。虽然白大衣高血压人群的心血管疾病发病率和死亡率低于高血压人群,但仍高于血压正常人群[29],因此,在高血压管理中须同时关注家庭自测血压与动态血压水平。

2 诊断和评估

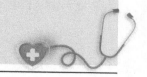

2.1 病史

对于初诊的老年高血压患者,应全面了解症状和病史,包括以下内容:①病程:患高血压时间、最高血压、降压治疗情况及依从性;②既往史:有无冠心病、心力衰竭、心房颤动(简称"房颤")、脑血管病、肾脏疾病、外周血管疾病、糖尿病、血脂异常、高尿酸血症、睡眠呼吸暂停综合征、甲状腺功能异常和肿瘤等疾病及治疗情况;③家族史:有无高血压、冠心病、脑卒中、肾脏疾病、糖尿病和血脂异常等家族史;④有无提示继发性高血压及靶器官损害的临床表现;⑤正在服用的药物(特别是影响血压的药物)以及曾经发生过的药物不良反应;⑥生活方式:饮食情况(如脂肪、盐、酒精、咖啡等摄入量)、吸烟时间和支数、体力活动量、睡眠习惯及体重指数变化等;⑦心理社会因素:包括家庭情况(丧偶、独居等)、生活环境、文化程度、有无精神创伤史及目前的精神心理状态等。

2.2 体格检查

①测量体重指数、腰围及臀围;②观察有无特殊面容、向心性肥胖、皮肤紫纹、多毛、突眼征、颈部血管搏动和下肢水肿;③触诊甲状腺,触诊肾脏有无增大(多囊肾)或肿块;④听诊颈动脉、胸主动脉、腹部动脉和股动脉有无杂音;⑤全面的心肺查体;⑥检查四肢血压(至少需要检测双上臂血压)、动脉搏动和神经系统体征;⑦检眼镜检查视网膜有无异常。

2.3 辅助检查

辅助检查旨在对靶器官损害和心血管风险进行整体评估,同时有助于鉴别继发性高血压。除了血尿常规、血生化和电解质以及心电图等基本检查外,推荐对老年高血压患者监测餐后 2h 血糖、糖化血红蛋白、同型半胱氨酸、超敏 C 反应蛋白,进行 24h 动态血压监测和超声心动图检查,有条件可进一步进行颈动脉超声、胸部 X 线、眼底、脉搏波传导速度、踝臂血压指数、头颅 CT 或 MRI 等检查。对于怀疑继发性高血压者,应进行进一步检查。

2.4　血压测量

血压测量是评估血压水平、诊断高血压以及观察降压疗效的根本手段和方法。根据老年人的血压特点,应鼓励并指导老年高血压患者开展家庭自测血压和动态血压监测,定期(如每年)进行双上肢及四肢血压和不同体位(立位、卧位)血压测量。

2.4.1　诊室血压测量

诊室血压测量一般是指由医护人员在医院环境下按照血压测量规范[9]进行的血压测量,是目前评估血压水平以及观察降压疗效的常用方法。

老年人除进行常规的诊室血压测量以外,在必要的情况下,还应进行以下血压测量:

(1)双上肢血压测量:对首诊的老年高血压患者,或怀疑有一侧锁骨上动脉或上肢动脉狭窄的患者,应进行双上肢血压测量,选择血压较高一侧上肢的血压进行高血压诊断,并进行长期管理。

(2)四肢血压测量:对有外周动脉疾病风险,尤其是下肢动脉阻塞性病变的老年患者,推荐利用自动测量设备进行同步四肢血压测量[30]。

(3)卧立位血压测量:对首诊的老年患者,尤其是高龄老年人、合并帕金森病等引起压力感受器反射功能下降的患者,及可能过度降压治疗的患者,推荐进行卧立位血压测量[31]。通常在从卧位转为站立位 1min 和 3min 测量血压,收缩压下降≥20mmHg,或舒张压下降≥10mmHg,定义为直立性低血压。

2.4.2　诊室外血压测量

诊室外血压监测能更真实地反映个体生活状态下的血压状况,鉴别白大衣高血压和检出隐蔽性高血压[32,33]。诊室外血压监测包括家庭血压监测和动态血压监测。

(1)家庭血压监测:又称为自测血压。可用于评估数日、数周、数月,甚至数年的血压控制情况和长时血压变异。方法简便易行,有助于提升老年患者血压监测和治疗的依从性,鉴别白大衣高血压及隐蔽性高血压。

测量方法[32,34]:

1）优先推荐经过国际标准方案认证合格的上臂式家用自动电子血压计。一般不推荐腕式血压计,特殊情况下如寒冷地区不方便裸露上臂或肥胖人群无合适袖带,可使用经过验证的腕式血压计。不推荐使用手指血压计及水银柱血压计进行家庭血压监测。电子血压计使用期间应定期校准,每年至少1次。

2）监测频率:初始治疗阶段、血压不稳定者或是调整药物治疗方案时建议每天早晨和晚上测量血压(每次测2~3遍,取平均值),连续测量7天,计算平均值。血压控制平稳者,可每周只测1天血压;长期药物治疗患者,建议监测服药前的血压状态。

3）日常详细记录每次测量血压的日期、时间以及所有血压读数,以便医生指导和评价血压监测、控制效果。

4）精神高度焦虑、合并认知障碍、睡眠障碍患者,不建议开展家庭血压监测。

（2）动态血压监测[33]:使用自动血压测量仪器,连续测量个体日常工作和生活状态下的血压水平和血压波动状态,特别是监测夜间睡眠期间的血压。动态血压监测可较好观察降压药物疗效,鉴别白大衣高血压及隐蔽性高血压。

测量方法[33]:

1）使用经过国际标准方案认证合格的动态血压监测仪,并定期校准。

2）通常白天每20~30min测量1次,晚上睡眠期间每30min测量1次。应确保整个24h期间有效血压读数达到总监测次数的70%以上。

3）根据夜间血压下降幅度较之于白天血压水平的比例(10%~20%,0~<10%,<0,>20%),血压昼夜节律可分别定义为杓型、非杓型、反杓型和超杓型。动态血压衍生的其他指标包括24h血压变异、平滑指数、晨峰现象、血压负荷、动态动脉硬化指数等。

4）夜间血压监测受睡眠等多种因素影响,有条件最好重复检测以便进行更准确的评估。

2.5 心血管疾病风险评估

心血管疾病风险评估旨在确定高血压患者发生心血管疾病(cardiovascular diseases,CVD)的风险,是治疗决策的主要依据。高血压患者可依据血压水平、危险因素、靶器官损害和伴发的相关临床疾病进行整体的心血管疾病风险评估。

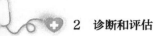

2.5.1　评估危险因素

包括吸烟或被动吸烟、高钠与低钾膳食、饮酒、血脂异常（总胆固醇≥5.2mmol/L或低密度脂蛋白胆固醇≥3.4mmol/L或高密度脂蛋白胆固醇<1.0mmol/L）、糖耐量减低（7.8~11.0mmol/L）和/或空腹血糖异常（6.1~6.9mmol/L）、腹型肥胖（腰围：男性≥90cm，女性≥85cm）或肥胖（体重指数≥28kg/m²）、早发心血管疾病家族史（一级亲属发病年龄<50岁）以及心理和社会经济因素等[1,35]。

除了上述传统危险因素之外，偏头痛，尤其是先兆偏头痛，是脑卒中和缺血性心脏病的独立危险因素[35]。衰弱与不良预后相关[36,37]，认知功能与心血管事件[38]、全因死亡风险相关[39]。

无论是初诊还是治疗随访期间的高血压患者，均应进行危险因素的定期筛查与评估。应与高血压患者讨论血压升高和其他可修改危险因素的预后和医疗选择。

2.5.2　评估靶器官损害

由高血压引起的动脉血管系统和/或其供应的器官在结构或功能上的改变，称为高血压介导的靶器官损害。采用相对简便、花费较少、易于推广的检查手段，在高血压患者中检出无症状性亚临床靶器官损害是高血压诊断评估的重要内容。

评估内容包括：①左心室肥厚（室间隔或左室后壁厚度≥11mm或左心室质量指数男性≥115g/m²，女性≥95g/m²）；②颈动脉内膜中层厚度增厚（≥0.9mm）或斑块（≥1.3mm）；③估算的肾小球滤过率（estimated glomerular filtration rate，eGFR）降低[30~59ml/(min·1.73m²)]或血清肌酐轻度升高（男性：115~133μmol/L，女性：107~124μmol/L）；④微量白蛋白尿（30~300mg/24h或白蛋白/肌酐比值30~300mg/g）[1]。此外，脉搏波传导速度（pulse wave velocity，PWV）是动脉僵硬度的指标，并呈年龄依赖性改变[40]。颈-股PWV（cfPWV）≥12m/s或臂-踝PWV（baPWV）≥18m/s均可作为老年人靶器官损害的标准[40-42]。一个患者可以存在多个靶器官损害[43]。当损害累及多个器官时，风险更大。

靶器官损害可成为向正常血压高值的中危老年患者提供降压治疗的理由。

2.5.3　伴发的相关临床疾病

伴发疾病包括心脏疾病（心肌梗死、心绞痛、冠脉血运重建、充血性心力衰竭）、脑血管疾病（缺血性脑卒中、脑出血、短暂性脑缺血发作）、糖尿病、肾脏疾病（糖尿病肾病、肾功能受损）以及外周血管疾病[1]。

必须考虑到高血压合并慢性炎症疾病、慢性阻塞性肺疾病、精神疾病，其CVD 风险增大且需要有效控制血压[35,44]。

2.6 高血压危险分层[1,44,45]

对老年高血压患者进行心血管整体危险度的评估，有助于确定降压治疗时机、优化治疗方案以及心血管风险综合管理，对收缩压在 130~139mmHg 或舒张压在 85~89mmHg 的 60~79 岁的老年患者的治疗决策尤其重要。因老年本身即是一种危险因素，故老年高血压患者至少属于心血管疾病的中危人群（表 2-1）。

表 2-1　老年高血压患者的危险分层

其他危险因素和病史	血压水平			
	收缩压 130~139mmHg 和 / 或舒张压 85~89mmHg	收缩压 140~159mmHg 和 / 或舒张压 90~99mmHg	收缩压 160~179mmHg 和 / 或舒张压 100~109mmHg	收缩压 ≥180mmHg 和 / 或舒张压 ≥110mmHg
1~2 个危险因素	中危	中危	高危	很高危
≥3 个危险因素或靶器官损害或 CKD3 期或糖尿病	高危	高危	很高危	很高危
并存临床情况,CKD 4~5 期	很高危	很高危	很高危	很高危

2.7 衰弱评估

体力活动能力下降的老年高血压患者以及高龄老年高血压患者应常规进行衰弱评估。

老年高血压患者并存衰弱状态的主要特征表现为心血管、神经肌肉、代谢及免疫系统等多器官生理储备下降，导致老年人对血压和生理代谢指标波动的适应能力减弱，抵抗外部压力源和维持重要器官组织灌注及内环境稳定的能力显著下降,容易引起不良临床结局[46]。常用的衰弱程度评估工具包括 6m 步行试验、衰弱指数、FRAIL 衰弱评估量表或 FRIED 衰弱评价标准等,从患者的活动能力与耐力程度、并存疾病与多器官功能、营养状况与体重变化以及疲乏程度主观体验等多个方面进行综合评价[47-49],以维持和促进患者生活质量及功能保存为根本管理目标[50,51],基于评估结果确定适宜老年患者的降压策略,包括启动降压时机、降压目标值和优化药物方案等。目前多数国际指南建议对合并衰弱的老年高血压患者积极进行老年综合评估(comprehensive geriatric assessment,CGA)或衰弱程度评估,适当放宽启动药物降压治疗的血压水平和降压目标值,谨慎进行药物降压治疗并加强药物相互作用和不良反应监测[50-53]。

FRAIL 衰弱评估量表和 FRIED 衰弱评价标准见表 2-2[54]、表 2-3[54,55]:

表 2-2　FRAIL 衰弱评估量表

序号	条目	询问方式
1	疲乏	过去 4 周内大部分时间或者所有时间感到疲乏
2	阻力增加 / 耐力减退	在不用任何辅助工具以及不用他人帮助的情况下,中途不休息上一层楼有困难
3	自由活动下降	在不用任何辅助工具以及不用他人帮助的情况下,走完 1 个街区(100m)较困难
4	疾病情况	医生曾经告诉您存在≥5 种如下疾病:高血压、糖尿病、急性心脏疾病发作、脑卒中、恶性肿瘤(微小皮肤癌除外)、充血性心力衰竭、哮喘、关节炎、慢性肺病、肾脏疾病、心绞痛等
5	体重下降	1 年或更短时间内出现体重下降≥5%

注:具备以上 5 项中 3 项及以上者可诊断衰弱,1~2 项为衰弱前期,0 项为无衰弱。

表 2-3　FRIED 衰弱评价标准

序号	检测项目	男性	女性
1	体重下降	过去 1 年中,意外出现体重下降 >10 磅(4.5kg)或 >5%	
2	行走时间(4.57m)	身高≤173cm:≥7s 身高 >173cm:≥6s	身高≤159cm:≥7s 身高 >159cm:≥6s
3	握力 /kg	BMI≤24.0kg/m²:≤29kg BMI 24.1~26.0kg/m²:≤30kg BMI 26.1~28.0kg/m²:≤30kg BMI>28.0kg/m²:≤32kg	BMI≤23.0kg/m²:≤17kg BMI 23.1~26.0kg/m²:≤17.3kg BMI 26.1~29.0kg/m²:≤18kg BMI>29.0kg/m²:≤21kg

序号	检测项目	男性	女性
4	体力活动（MLTA）	<383kcal/周（约散步2.5h）	<270kcal/周（约散步2h）
5	疲乏	CES-D的任一问题得2~3分	
		您在过去的1周内，以下现象发生了几天？	
		（1）我感觉我做每件事都需要经过努力；（2）我不能向前行走	
		0分：<1d；1分：1~2d；2分：3~4d；3分：>4d	

注：1. BMI：体重指数；MLTA：明达休闲时间活动问卷；CES-D：流行病学调查用抑郁自评量表。

2. 具备以上5项中3项及以上者可诊断衰弱，1~2项为衰弱前期，0项为无衰弱。

2.8　认知功能评估

轻度认知损害（mild cognitive impairment，MCI，即痴呆的前期）或痴呆是影响老年人生活质量和使远期死亡增加的重要问题。在高血压患者中，MCI非常常见，约占30%[56]。一项在中国北方60岁以上的低收入人群进行的横断面研究中，高血压患者MCI的患病率明显更高，尤其是3级高血压患者[57]。我国于2020年发表的2015—2018年的全国流行病学调查结果显示，高血压患者痴呆和MCI的风险分别增加1.86倍、1.62倍[58]。高血压对认知能力的损害贯穿整个生命周期，增加了早发性和晚期痴呆症的风险[59]，其机制与长期高血压引起脑血管结构和功能的改变[60]、导致血管内皮损伤、脑血流灌注降低、破坏血脑屏障、增加脑内β淀粉样蛋白的沉积作用等多因素有关[61,62]。

2018世界卫生组织（WHO）建议降低血压可以降低认知减退和痴呆风险[63]。2020年一项meta分析表明，在高血压患者中，与未接受降压治疗相比，接受降压治疗可降低12%的痴呆风险和16%的阿尔茨海默病（Alzheimer disease，AD）风险，且这种效应在血管紧张素转换酶抑制药（ACEI）、血管紧张素受体阻滞药（ARB）、β受体阻滞剂、钙通道阻滞剂（CCB）和利尿药中差异无统计学意义[64]；推荐对合并认知障碍的老年人给予降压治疗，但应注意调整降压药物的剂量，以免血压明显低于目标值。

注意对老年高血压患者开展认知功能下降的早期筛查，建议采用认知障碍自评8项问卷（Ascertain Dementia 8-item Questionnaire，AD8）（表2-4）[65]快速筛查老年人的认知功能，对评分≥2分的老年人，应进一步开展老年综合评估，并将其推荐到神经内科进行综合管理（图2-1）。可以对老年高血压合并认知障碍患者给予降压治疗。对降压药物的种类不做特殊推荐,降压目标值应个体化。对于存在严重认知功能减退甚至痴呆的独居患者,推荐采取较为宽松的血压控制策略。

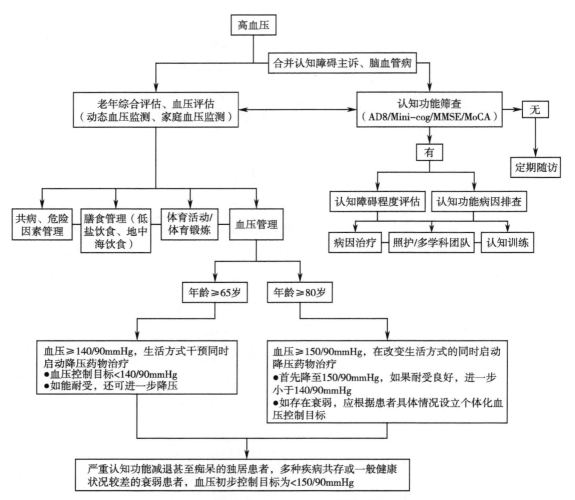

图 2-1 高血压合并认知障碍管理流程图

注:AD8—认知障碍自评 8 项问卷;Mini-cog—简易智力状态智能量表;MMSE—简易精神状态检查(Mini-mental State Examination);MoCA—蒙特利尔认知评估量表(Montreal Cognitive Assessment)。

表 2-4 认知障碍自评 8 项问卷

序号	项目
1	判断力出现问题(不能拿主意,做错误的决定,购买不适合对方身份的礼物,不能根据当前条件、环境变化调整自己的活动安排)
2	兴趣减退,脱离自己的兴趣爱好和喜爱的活动

序号	项目
3	不断重复问一件事
4	学习用一些常用工具、家用电器、器械有困难（洗衣机、电脑、微波炉、照相机或手机的简单功能）
5	记不清当前是哪年、哪月
6	处理复杂的个人经济事务有困难（忘了如何对账,购买水、电、煤气,不能合理管理工资）
7	记不住和别人约好的事情（如约好哪天一起出游）
8	平常记忆力或思考能力总是出现问题

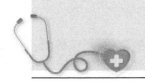

3 治疗

3.1 总则

3.1.1 降压治疗的目的

通过合理管控血压以及其他危险因素,最大程度降低心、脑、肾与外周血管等靶器官损害的风险以及致死致残率,改善患者生活质量,延长患者寿命[1]。老年高血压患者多以收缩压升高为主,舒张压正常甚至偏低,老年高血压的降压治疗应强调收缩压达标,同时也应避免舒张压过度降低。

3.1.2 降压治疗的原则

与中青年相比,高龄、衰弱或存在认知障碍的高血压患者对于血压下降的耐受性更差,因此需从小剂量开始应用降压药物并加强监测,根据患者耐受情况逐渐、缓慢地增加治疗强度,直到血压达标。在积极控制血压的同时,还应筛查并控制各种可逆性危险因素(如血脂异常、糖代谢异常、吸烟、肥胖等),同时关注和治疗相关靶器官损害与临床疾患。大多数患者需要长期甚至终身坚持治疗。

3.1.3 降压治疗的时机

在生活方式干预的基础上,多数老年高血压患者需要接受降压药物治疗以保证血压达标。启动降压药物治疗的时机见表 3-1。

表 3-1　启动降压药物治疗的时机与血压控制目标

推荐	推荐类别	证据分级
年龄 65~79 岁、血压≥140/90mmHg,生活方式干预同时启动降压药物治疗,血压控制目标为 <140/90mmHg,在能够耐受的情况下将血压降至 <130/80mmHg	Ⅰ 类	A 级
年龄≥80 岁,血压≥150/90mmHg 启动降压药物治疗	Ⅰ 类	A 级

续表

推荐	推荐类别	证据分级
首先将血压降至 <150/90mmHg	Ⅰ 类	A 级
若耐受良好可进一步降低	Ⅱa 类	B 级
年龄≥80 岁的衰弱高血压患者,血压≥150/90mmHg 考虑启动降压药物治疗,收缩压目标值为 130~150mmHg,或根据患者实际情况确定个体化的血压控制目标	Ⅱa 类	C 级
如果患者对降压治疗耐受性良好,应继续降压治疗	Ⅰ 类	A 级

3.1.4　降压治疗的目标值

近年来先后揭晓的收缩压干预试验(systolic blood pressure intervention trial,SPRINT)[66]、老年高血压患者血压干预策略研究(study on the intervention strategy of antihypertensive target in elderly hypertensive patients,STEP)[67]以及降压治疗试验联合委员会(Blood Pressure Lowering Treatment Trialist's Collaboration,BPLTTC)荟萃分析[68,69]结果显示,对于老年高血压患者进行更为严格的血压控制可使患者有更多获益。因此本版指南推荐,在能够耐受的情况下,将 65~79 岁的非衰弱老年高血压患者血压控制在 <130/80mmHg。目前专门针对≥80 岁高龄高血压患者的大型随机化对照试验仅有 HYVET 研究,该研究证实将高龄高血压患者收缩压控制在 150mmHg 以下不仅安全,而且可带来明显临床获益[70]。因此本指南将 <150/90mmHg 推荐为非衰弱高龄患者的血压控制目标,在耐受性良好的前提下可以尝试更低的血压控制目标。关于更严格的血压控制对于 80 岁以上患者以及衰弱老年人的有效性与安全性仍缺乏充分论证,因此本版建议采取个体化的血压管理策略,由临床医生根据患者耐受性确定适宜的血压控制目标,但应避免收缩压 <130mmHg[53]。

3.2　生活方式干预

生活方式干预是降压治疗的基本措施[71],主要包括健康膳食、戒烟限酒、保持理想体重、合理运动、改善睡眠、注意保暖与心理平衡。

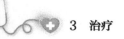

3.2.1 健康膳食

减少钠盐摄入,增加富钾食物摄入有助于降低血压[72,73]。WHO 建议钠盐摄入量 <5g/d,老年高血压患者应适度限盐,减少烹调用盐及酱油等钠含量高的调味品,推荐肾功能良好者选择低钠富钾替代盐。鼓励老年人摄入多种新鲜蔬菜、水果、鱼类、豆制品、粗粮、脱脂奶及其他富含钾、钙、膳食纤维、多不饱和脂肪酸的食物。

3.2.2 戒烟限酒

戒烟可降低心血管疾病、肺部疾患和死亡风险[74]。建议老年吸烟者戒烟,必要时应用戒烟药物减少戒断症状,增加戒烟成功率,避免使用电子烟替代[75]。饮酒增加高血压风险[76,77],中重度饮酒者限制饮酒可显著降低血压[78]。建议老年人限制酒精摄入,男性每日酒精摄入量 <25g,女性每日酒精摄入量 <15g。白酒、葡萄酒(或米酒)、啤酒的摄入量应分别 <50ml/d、100ml/d 和 300ml/d。

3.2.3 保持理想体重

超重或肥胖的老年高血压患者可适当控制能量摄入和增加体力活动,通过减轻体重降低血压[79]。维持理想体重(体重指数 20.0~23.9kg/m²)、纠正腹型肥胖(腹围:男性≥90cm、女性≥85cm)有利于控制血压,减少心血管疾病发病风险,但老年人应注意避免过快、过度减重。

3.2.4 合理运动

老年高血压及高血压前期患者进行合理的有氧运动可有效降低血压[80]。抗阻运动还可以增加肌肉力量,预防和改善老年衰弱[81]。建议老年人进行适当的规律运动,每周不少于 5 天,每天不低于 30min,如步行、慢跑、游泳等。以中等强度有氧运动为主,结合抗阻运动、平衡训练、呼吸训练、柔韧性和拉伸训练等。不推荐老年人剧烈运动。

3.2.5 改善睡眠

睡眠的时程、质量与血压的升高及心血管疾病发生风险有关[82]。保证 6~8h 充足的夜间睡眠并改善睡眠质量对提高生活质量、控制血压和减少心脑血管病并发症有重要意义。老年人白天睡眠时间不宜过长,利尿药尽量避免睡前服用,以免夜尿过多而影响睡眠。

3.2.6 注意保暖

血压随着季节的变化而变化,通常冬季的诊室收缩压/舒张压平均比夏季高约 5/3mmHg[83]。老年人对寒冷的适应能力和对血压的调控能力差,常出现明显季节性血压波动。老年患者应保持室内温暖,经常通风换气,骤冷和大风低温时减少外出,适量增添衣物,注意保暖,避免血压大幅波动。

3.2.7 心理平衡

养成处事不惊、遇事不慌的心态,避免会使情绪大起大落的事件。

3.3 药物治疗

3.3.1 老年人降压药物应用的基本原则

老年高血压患者药物治疗应遵循以下 4 项原则:

(1)小剂量:高龄、衰弱或存在认知障碍的高血压患者初始治疗时通常采用较小的有效治疗剂量,并根据需要,逐步增加剂量。

(2)长效:尽可能使用 1 天 1 次、有 24h 持续降压作用的长效药物,以有效控制夜间血压、血压晨峰和心脑血管并发症。

(3)联合:若单药治疗效果不满意,可采用两种或多种低剂量降压药物联合治疗以增加降压效果,优先推荐单片复方制剂。

(4)个体化:根据患者具体情况(尤其是衰弱老年人和 80 岁以上高龄老年人)、耐受性、个人意愿和长期承受能力,选择适合患者的降压药物。

3.3.2 常用降压药物的种类和作用特点

常用降压药物包括钙通道阻滞剂(CCB)、血管紧张素转换酶抑制药(ACEI)、血管紧张素受体阻滞药(ARB)、利尿药、β 受体阻滞剂 5 种,其他种类降压药有时亦可应用于某些特定人群(表 3-2)。

应根据患者的危险因素、靶器官损害以及合并临床疾病情况,合理使用药物,优先选择某类降压药物[84-88](表 3-3、表 3-4)。

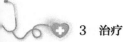

表 3-2　常用的各种降压药

分类	药物	每日剂量 / mg·d⁻¹	每日服药次数 / 次	注意事项
CCB（二氢吡啶）	苯磺酸氨氯地平	2.5~10	1	无绝对禁忌证 剂量相关的踝部水肿、颜面潮红、便秘、牙龈增生，女性多见于男性；左旋氨氯地平踝部水肿等副作用相对少
	左旋氨氯地平	1.25~5	1	
	非洛地平缓释	2.5~10	1	
	西尼地平	5~10	1	
	乐卡地平	10~20	1	
	硝苯地平缓释	10~80	2	
	硝苯地平控释	30~60	1	
	拉西地平	4~8	1	
	贝尼地平	4~8	1	
CCB（非二氢吡啶）	地尔硫䓬缓释	90~360	1~2	避免与β受体阻滞剂常规合用，会增加心动过缓和传导阻滞 不用于收缩性心力衰竭
	维拉帕米缓释	120~240	1	
ACEI	贝那普利	5~40	1~2	ACEI 禁止与 ARB 合用 因干咳而不能耐受 ACEI 者可换用 ARB 合并 CKD 患者或使用补钾或保钾药物者增加高钾风险 严重双侧肾动脉狭窄患者增加急性肾衰风险 服用 ACEI 发生血管性水肿的患者禁用 血肌酐水平大于 3mg/dl 者禁用
	卡托普利	25~300	2~3	
	依那普利	2.5~40	1~2	
	福辛普利	10~40	1	
	赖诺普利	2.5~40	1	
	咪达普利	2.5~10	1	
	培哚普利	4~8	1	
	雷米普利	1.25~10	1	
ARB	坎地沙坦	4~32	1	
	厄贝沙坦	150~300	1	
	氯沙坦	25~100	1	
	奥美沙坦	20~40	1	
	替米沙坦	20~80	1	
	缬沙坦	80~160	1	
	美阿沙坦	40~80	1	

续表

分类	药物	每日剂量 / mg·d⁻¹	每日服药 次数 / 次	注意事项
噻嗪类利尿药	氢氯噻嗪	6.25~25	1	监测钠、钾、尿酸和钙浓度 有痛风病史者慎用,除非已接受降尿酸治疗
	吲达帕胺	0.625~2.5	1	
袢利尿药	布美他尼	0.5~4	2	合并症状性心力衰竭优选袢利尿药 中到重度 CKD 患者优选袢利尿药
	呋塞米	20~80	2	
	托拉塞米	5~10	1	
留钾利尿药	阿米洛利	2.5~10	1~2	单用降压效果不明显 严重 CKD 患者避免应用
	氨苯蝶啶	25~100	1~2	
醛固酮受体拮抗剂	依普利酮	50~100	2	螺内酯增加男性乳腺增生和勃起功能障碍(ED)风险 避免联合应用补钾、保钾药 严重 CKD 患者避免应用
	螺内酯	20~80	分次服用	
心脏选择性 β 受体拮抗药	琥珀酸美托洛尔	47.5~95	1	有气道痉挛性疾病患者禁用,必须应用时应选高选择性 β₁ 受体阻滞剂(美托洛尔、比索洛尔) 避免突然停药
	酒石酸美托洛尔	50~100	2	
	比索洛尔	2.5~10	1	
	阿替洛尔	12.5~50	1~2	
α、β 受体拮抗药	卡维地洛	12.5~50	2	
	阿罗洛尔	10~20	1~2	
	拉贝洛尔	200~600	2	
	贝凡洛尔	100~200	1~2	
ARNI	沙库巴曲缬沙坦	50~200	1~2	不能与 ACEI、ARB、阿利吉仑联用 如果从 ACEI 转换成 ARNI,必须在停止 ACEI 治疗至少 36h 之后才能开始应用
α₁ 受体阻滞剂	多沙唑嗪	1~16	1	可引起体位性低血压,尤其是老年人更易发生 伴良性前列腺增生者可作为二线用药
	哌唑嗪	2~20	2~3	
	特拉唑嗪	1~20	1~2	

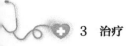

续表

分类	药物	每日剂量 / mg·d⁻¹	每日服药 次数 / 次	注意事项
中枢性降 压药	可乐定	0.1~0.8	2	避免突然停药引起高血压危象
	甲基多巴	250~1 000	2	
	利血平	0.05~0.25	1	
直接血管 扩张药	肼屈嗪	25~100	2	大量可引起多毛症和狼疮综合征

表 3-3 老年高血压降压药物的选择

推荐	推荐类别	证据分级
推荐使用噻嗪类利尿药、CCB、ACEI/ARB/ARNI 进行降压的起始 和维持治疗,单药或联合用药均可	Ⅰ类	A 级
2 级以上高血压或血压高于目标血压 20/10mmHg 的 65~79 岁非 虚弱状态的高血压患者,起始和维持治疗可采用两药联合治疗, 优先推荐单片复方制剂,以提高治疗依从性	Ⅰ类	B 级
ACEI、ARB、ARNI 不宜联合使用	Ⅲ类	A 级

注:CCB 为钙通道阻滞剂,ACEI 为血管紧张素转换酶抑制药;ARB 为血管紧张素受体阻滞药;ARNI 为
血管紧张素受体脑啡肽酶抑制剂。

表 3-4 老年高血压患者特定情况下首选的药物

情况	药物
无症状靶器官损害	
左室壁肥厚	ACEI、ARB、CCB、ARNI
无症状动脉粥样硬化	ACEI、ARB、CCB
微量白蛋白尿	ACEI、ARB
轻度肾功能不全	ACEI、ARB、ARNI
临床心血管事件	
既往心肌梗死	β 受体阻滞剂、ACEI、ARB
心绞痛	β 受体阻滞剂、CCB
心力衰竭	利尿药、β 受体阻滞剂、ACEI、ARB、MRA、ARNI
主动脉瘤	β 受体阻滞剂、ARB

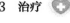

续表

情况	药物
房颤,预防	ACEI、ARB、β 受体阻滞剂、醛固酮拮抗剂
房颤,心室率控制	β 受体阻滞剂、非二氢吡啶类 CCB
肾脏损害 / 蛋白尿	ACEI、ARB、ARNI
外周动脉疾病	ACEI、ARB、CCB
其他	
单纯收缩期高血压(老年人)	利尿药、CCB
代谢综合征	ACEI、ARB、CCB
糖尿病	ACEI、ARB
前列腺增生	α 受体阻滞剂

注:CCB 为钙通道阻滞剂,ACEI 为血管紧张素转换酶抑制药;ARB 为血管紧张素受体阻滞药;ARNI 为血管紧张素受体脑啡肽酶抑制剂。

(1)CCB:根据与动脉血管和心脏的亲和力及作用比分为二氢吡啶类 CCB 与非二氢吡啶类 CCB。不同制剂的二氢吡啶类 CCB 作用持续时间、血管的选择性及药代动力学不同,降压效果和不良反应存在异质性。

(2)ACEI:ACEI 具有良好的靶器官保护和心血管终点事件预防作用,尤其适用于伴慢性心力衰竭和心肌梗死的老年高血压患者。ACEI 对糖脂代谢无不良影响,临床研究证实可有效减少尿白蛋白排泄量,延缓肾脏病变进展,适用于合并糖尿病肾病、代谢综合征、慢性肾脏病(chronic kidney disease,CKD)、蛋白尿或微量白蛋白尿的老年高血压患者[85]。

(3)ARB:ARB 可缓解糖尿病或肾病患者的蛋白尿及微量白蛋白尿[15-16],尤其适用于伴左心室肥厚、心力衰竭、糖尿病肾病、代谢综合征、微量白蛋白尿或蛋白尿患者,以及不能耐受 ACEI 的患者。ARB 与 AT_1 受体结合的选择性越高、亲和力越强、结合时间越持久,其阻断 AT_1 受体的作用越强,降压效果越显著[89]。

(4)利尿药:利尿药是老年高血压患者的常用降压药,推荐使用小剂量,以减少不良反应。

1)噻嗪类利尿药:根据分子结构又可分为噻嗪型利尿药(如氢氯噻嗪)和噻嗪样利尿药(如吲达帕胺)。

2)留钾利尿药:一类为醛固酮受体拮抗剂,为甾体类醛固酮受体阻滞剂(MRA),代表药物有螺内酯和依普利酮。另一类留钾利尿药作用不依赖醛固酮,代表药物包括氨苯蝶啶和阿米洛利。

利尿药尤其适合老年高血压、难治性高血压、心力衰竭合并高血压和盐敏感性高血压等患者。

（5）β受体阻滞剂：β受体阻滞剂适用于伴快速性心律失常、心绞痛、慢性心力衰竭的老年高血压患者。在与其他降压药物的比较研究中，对于降低脑卒中事件发生率，β受体阻滞剂并未显示出优势[90,91]。

（6）血管紧张素受体脑啡肽酶抑制剂（ARNI）：脑啡肽酶抑制剂沙库巴曲可抑制脑啡肽酶（NEP）对利尿钠肽的降解，发挥利尿、利钠和扩血管、抗交感神经的效应。血管紧张素受体拮抗药可避免 NEP 被抑制后对肾素 - 血管紧张素系统（renin-angiotensin system，RAS）的代偿激活，起到协同降压作用。两者结合构成共晶结构，保障了药效发挥的同步性。尤其适用于老年高血压合并心力衰竭和慢性肾脏病的患者[88]。

（7）α受体阻滞剂：α受体阻滞剂对糖脂代谢无明显影响，可用于糖尿病、高脂血症、周围血管病、哮喘、老年男性合并前列腺肥大患者，或多种药物的联合治疗，也可用于难治性高血压的治疗。

3.3.3 降压药的联合应用

单药治疗血压未达标的老年高血压患者，可选择联合应用两种降压药物[70,92-103]。初始联合治疗可采用低剂量联用方案，若血压控制不佳，可逐渐调整至标准剂量。联合用药时，药物的降压作用机制应具有互补性，并可互相抵消或减轻药物不良反应，如 ACEI、ARB 或 ARNI 联合小剂量噻嗪类利尿药。应避免联合应用作用机制相似的降压药物，如 ACEI、ARB、ARNI 互相联合[88,104,105]。但噻嗪类利尿药 / 袢利尿药和留钾利尿药在特定情况下（如高血压合并心力衰竭）可以联合应用；二氢吡啶类 CCB 和非二氢吡啶类 CCB 亦如此。对于正常高值血压需要药物治疗以及 1 级高血压患者，可以考虑应用具有平肝潜阳等功用且有循证证据的中成药辅助降压，或作为常用降压药物的联合用药，以改善高血压相关症状[106,107]。

若需三药联合时，二氢吡啶类 CCB+ACEI/ARB+ 噻嗪类利尿药组成的联合方案最为常用。对于难治性高血压患者，可在上述三药联合基础上加用第四种药物，如 β 受体阻滞剂、螺内酯或 α 受体阻滞剂。

单片复方制剂通常由不同作用机制的降压药组成。与自由联合降压治疗相比，其优点是使用方便，可增加老年患者的治疗依从性[108]。目前的证据均倾向于优先推荐单片复方制剂用于起始和长期维持治疗,对于高于降压目标值20/10mmHg 的 65~79 岁的无衰弱的老年高血压患者可常规剂量起始及维持,对于高于降压目标值 20/10mmHg 或衰弱的老年高血压患者以及 80 岁以上的高龄老年高血压患者,单药治疗不理想,需要联合治疗时优先推荐单片复方制剂[108-113]。目前我国上市的单片复方制剂主要包括:ACEI+ 噻嗪类利尿药、ARB+ 噻嗪类利尿药、二氢吡啶类 CCB+ACEI、二氢吡啶类 CCB+ARB、二氢吡啶类 CCB+β 受体阻滞剂、噻嗪类利尿药 + 留钾利尿药、传统的低剂量多组分复方制剂。复方利血平氨苯蝶啶片是我国经典复方制剂,4 种成分协同增效,安全有效,服用适宜性好,可及性强,亦可以作为高血压患者基础用药的选择[114-116](表 3-5)。

表 3-5　常见种类的单片复方制剂

分类	名称	成分剂量	用法用量
A+C	培哚普利氨氯地平	精氨酸培哚普利 10mg/ 苯磺酸氨氯地平 5mg	0.5~1 粒,每日 1 次
	氨氯地平贝那普利	氨氯地平 5mg/ 贝那普利 10mg	0.5~2 粒,每日 1 次
		氨氯地平 2.5mg/ 贝那普利 10mg	0.5~4 粒,每日 1 次
	氨氯地平氯沙坦	氨氯地平 5mg/ 氯沙坦 100mg	0.5~1 粒,每日 1 次
		氨氯地平 5mg/ 氯沙坦 50mg	0.5~2 粒,每日 1 次
	奥美沙坦氨氯地平	奥美沙坦 20mg/ 氨氯地平 5mg	0.5~2 粒,每日 1 次
	厄贝沙坦氨氯地平	厄贝沙坦 100mg/ 氨氯地平 5mg	0.5~2 粒,每日 1 次
		厄贝沙坦 100mg/ 氨氯地平 10mg	0.5~1 粒,每日 1 次
	氨氯地平缬沙坦	氨氯地平 5mg/ 缬沙坦 80mg	0.5~2 粒,每日 1 次
	氨氯地平替米沙坦	氨氯地平 5mg/ 替米沙坦 80mg	0.5~1 粒,每日 1 次
A+D	培哚普利吲达帕胺	培哚普利 4mg/ 吲达帕胺 1.25mg	0.5~2 粒,每日 1 次
	赖诺普利氢氯噻嗪	赖诺普利 10mg/ 氢氯噻嗪 12.5mg	0.5~2 粒,每日 1 次
	贝那普利氢氯噻嗪	贝那普利 10mg/ 氢氯噻嗪 12.5mg	0.5~2 粒,每日 1 次
	氯沙坦钾氢氯噻嗪	氯沙坦钾 50mg/ 氢氯噻嗪 12.5mg	0.5~2 粒,每日 1 次
		氯沙坦钾 100mg/ 氢氯噻嗪 12.5mg	0.5~1 粒,每日 1 次
		氯沙坦钾 100mg/ 氢氯噻嗪 25mg	0.5~1 粒,每日 1 次
	缬沙坦氢氯噻嗪	缬沙坦 80mg/ 氢氯噻嗪 12.5mg	0.5~2 粒,每日 1 次
	厄贝沙坦氢氯噻嗪	厄贝沙坦 150mg/ 氢氯噻嗪 12.5mg	0.5~2 粒,每日 1 次
	替米沙坦氢氯噻嗪	替米沙坦 40mg/ 氢氯噻嗪 12.5mg	0.5~2 粒,每日 1 次
		替米沙坦 80mg/ 氢氯噻嗪 12.5mg	0.5~1 粒,每日 1 次

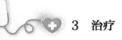

续表

分类	名称	成分剂量	用法用量
A+D	奥美沙坦氢氯噻嗪	奥美沙坦 20mg/ 氢氯噻嗪 12.5mg	0.5~2 粒，每日 1 次
	坎地沙坦氢氯噻嗪	坎地沙坦酯 16mg/ 氢氯噻嗪 12.5mg	0.5~1 粒，每日 1 次
B+C	比索洛尔氨氯地平	比索洛尔 5mg/ 氨氯地平 5mg	0.5~2 粒，每日 1 次
	尼群洛尔	尼群地平 10mg/ 阿替洛尔 20mg	1 粒，每日 1~2 次
复方利尿药	复方阿米洛利	阿米洛利 2.5mg/ 氢氯噻嗪 25mg	0.5~1 粒，每日 1 次
低剂量多组分复方	复方利血平氨苯蝶啶片	利血平 0.1mg/ 氨苯蝶啶 12.5mg/ 氢氯噻嗪 12.5mg/ 双肼屈嗪 12.5mg	0.5~1 粒，每日 1 次

3.3.4 药物降压治疗后的随访

老年高血压患者启动降压药物治疗或调整药物治疗方案后，需要每月进行随访，监测和评价药物治疗的安全性和效果，直到降压达标。随访内容包括血压值达标情况、是否发生过直立性低血压、是否有药物不良反应、治疗的依从性、生活方式改变情况、是否需要调整降压药物剂量。实验室检查包括电解质、血糖、血脂、肝肾功能情况和相关靶器官损害情况[117-119]，同时服用调节血脂药者需定期检测肌酸肌酶水平。启动降压药物治疗后，家庭自测血压的应用、家庭成员的帮助以及远程医疗设备的使用均有助于提高老年患者的血压达标率[120-126]。

4 特定老年人群的降压治疗

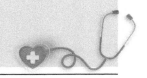

4.1 高龄老年高血压

高血压患者年龄≥80岁,称为高龄老年高血压。生活方式的改变(如饮食限盐、肥胖患者减重等)可以降低老年高血压患者的血压[127]。如果改变生活方式效果不佳,高龄高血压患者应该开始药物治疗[128]。推荐高龄老年人结合可能影响预期寿命的合并症的情况及对临床获益的实际期望确定治疗方案[129]。另外,对于正在接受降压治疗的老年人到80岁时,可继续原有的治疗方案[130]。

高龄老年高血压患者降压治疗的目的是维持老年人器官功能、提高生活质量和降低总死亡率,应采取分层次、分阶段的治疗方案。降压药物的选择应遵循以下原则:①以小剂量作为初始治疗,若单药治疗血压不达标,推荐低剂量联合用药,2~4个月逐渐降低血压至目标水平[103,131],以尽量避免心、脑、肾等重要脏器缺血的风险;②降压药物的选择首先考虑其对血压下降幅度的影响[132],有4类药物可以考虑作为高龄高血压患者一线治疗:利尿药、长效CCB、ACEI或ARB[133];③高龄老年人降压治疗过程中需要考虑衰弱[36]和直立性低血压的问题。国内外报道高龄老年高血压合并衰弱前期或衰弱的比例高达74.4%~83.4%[36,134]。降压治疗时要格外关注衰弱人群的直立性低血压问题,以防增加跌倒风险[36,135]。如果患者存在较高跌倒风险,可酌情减少降压药物种类或剂量[134]。

高龄老年高血压患者经过生活方式干预,血压超过150/90mmHg,可以考虑开始降压治疗,同时临床需要评估衰弱及老年人共病的情况。一般采用分阶段降压,初始目标降至<150/90mmHg,若能耐受,进一步降低至<130~140/80~90mmHg[130,136-138]。

4.2 高血压合并脑卒中

降压治疗对于老年脑卒中患者至关重要,合理地降低血压有助于减少再发脑卒中的风险,但血压降至过低或波动增大可能影响脑血流灌注。因此,降压药物的种类和剂量以及降压目标值应个体化,应全面考虑药物、脑卒中特点和患者个体情况三方面的因素[139]。老年高血压合并脑卒中的降压治疗推荐见表 4-1。

表 4-1　老年高血压合并脑卒中的降压治疗推荐

推荐	推荐类别	证据分级
对于未接受静脉溶栓或机械取栓治疗的急性缺血性脑卒中患者,建议血压≥220/120mmHg 时启动降压治疗[140-142]	Ⅱb 类	C 级
对于拟接受静脉溶栓或机械取栓治疗的急性缺血性脑卒中患者,建议在治疗前控制血压≤185/110mmHg[143-145]	Ⅱb 类	C 级
对于接受机械取栓治疗的急性缺血性脑卒中患者,应避免将术后收缩压控制在 120mmHg 以下[146]	Ⅱa 类	B 级
既往有高血压病史且长期服药的缺血性脑卒中或短暂性脑缺血发作患者,如无绝对禁忌,发病数天且病情稳定后可以重新启动降压治疗,推荐血压控制目标值为 <130/80mmHg,以预防脑卒中复发[147]	Ⅰ 类	A 级
对于由颅内大动脉狭窄(70%~99%)导致的缺血性脑卒中或短暂性脑缺血发作患者,如患者能耐受,推荐将血压控制在 140/90mmHg 以下[148,149]	Ⅱ 类	B 级
对于低血流动力学原因导致的脑卒中或短暂性脑缺血发作患者,应权衡降压速度与幅度对患者耐受性及血流动力学的影响	Ⅱa 类	C 级
对于高血压合并自发性脑出血患者,采取平稳且持续的降压策略,以 140mmHg 为降压目标并将收缩压控制在 130~150mmHg 可能是合理的[150-154]	Ⅱb 类	C 级

4.3　高血压合并冠心病

高血压合并冠心病的患者宜采取个体化治疗策略。降压药物从小剂量开始,逐渐增加剂量或种类,使血压平稳达标。若出现降压治疗相关的心绞痛症状,应减少降压药物剂量并寻找可能诱因。

对于伴稳定型心绞痛和 / 或既往心肌梗死病史者,初始降压治疗首选 β 受体阻滞剂和 RAS 抑制剂;血压难以控制且心绞痛持续存在时,可加用长效二氢吡啶类 CCB、噻嗪类利尿药和 / 或醛固酮受体拮抗剂。心绞痛发作时可舌下含服硝酸甘油 / 速效救心丸 / 复方丹参滴丸。对于患变异型心绞痛者,首选 CCB。合并急性冠脉综合征者若无禁忌,起始降压治疗药物应包括 β 受体阻滞剂和 RAS 抑制剂;若血压难以控制或 β 受体阻滞剂存在禁忌,可选择长效二氢吡啶类 CCB;有伴心力衰竭或肺淤血证据时,不宜给予非二氢吡啶类 CCB。若存在严重高血压或持续性心肌缺血,可选择静脉 β 受体阻滞剂(艾司洛尔等);静脉滴注硝酸酯类药物可用于控制血压,缓解心肌缺血和肺淤血症状。如伴心肌梗死、心力衰竭或糖尿病且血压控制欠佳,可加用醛固酮受体拮抗剂[112]。老年高血压合并冠心病的降压目标推荐见表 4-2。

表 4-2 老年高血压合并冠心病的降压目标推荐

推荐	推荐类别	证据分级
对于 <80 岁者,血压控制目标为 <140/90mmHg[1,44,155,156]	Ⅰ类	A 级
若一般状况好,能耐受降压治疗,可考虑将血压降至 <130/80mmHg[44,66,157]	Ⅱa 类	C 级
对于 ≥80 岁者,血压控制目标为 <150/90mmHg 且舒张压尽可能不低于 60mmHg[156]	Ⅱb 类	C 级

4.4 高血压合并心力衰竭

高血压是住院心力衰竭患者常见病因之一,其中射血分数保留的心力衰竭(heart failure with preserved ejection fraction,HFpEF)患者合并高血压的比例较高[158]。约 2/3 心力衰竭患者既往存在高血压病史[159]。长期血压升高,左心室后负荷增加,促进心肌细胞肥厚与损伤,造成肾素 - 血管紧张素 - 醛固酮系统(renin-angiotensin-aldosterone system,RAAS)和交感系统过度激活。上述效应在老年患者中持续存在,互为因果,造成心室重构,最终引发心力衰竭。老年高血压合并射血分数降低的心力衰竭的降压治疗推荐见表 4-3。

表 4-3 老年高血压合并射血分数减少的心力衰竭的降压治疗推荐

推荐	推荐类别	证据分级
老年高血压合并 HFrEF 患者,除改善生活方式外,RAAS 抑制剂、β 受体阻滞剂、SGLT2 抑制剂和醛固酮受体拮抗剂均能够改善长期预后	Ⅰ类	A 级
RAAS 抑制剂和 β 受体阻滞剂应从小剂量开始,缓慢增加,在无禁忌证且血压可耐受的情况下,滴定至靶剂量	Ⅰ类	A 级

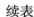

推荐	推荐类别	证据分级
若β受体阻滞剂有禁忌或不能耐受滴定至靶剂量的心率控制不佳者,可选用伊伐布雷定或与其联用	Ⅱa类	B级
SGLT2 抑制剂对于容量依赖性高血压患者具有一定降压作用[160]	Ⅱa类	B级
若需进一步降压,可考虑应用氨氯地平或非洛地平[161,162],不推荐应用非二氢吡啶类CCB	Ⅱa类	B级

注:HFrEF 为射血分数减少的心力衰竭;RAAS 为肾素-血管紧张素-醛固酮系统;SGLT2 为钠-葡萄糖耦联转运体 2;CCB 为钙通道阻滞剂。

对于合并射血分数轻度降低心力衰竭(HFmrEF)或 HFpEF 的老年高血压患者,最佳药物治疗方案暂时不确定,可以考虑应用 HFrEF 的治疗策略,同时可以考虑采用 ARNI 代替 ACEI/ARB 用于老年高血压合并 HFpEF 的治疗,以达到降压和器官保护的目的,降低心力衰竭事件[53,163]。使用 SGLT2 抑制剂可以改善 HFmrEF 或 HFpEF 患者的复合心血管死亡或心力衰竭首次住院事件,无论患者是否合并 2 型糖尿病(Ⅰ类,A级)[164,165]。SGLT2 抑制剂在 HFpEF 治疗中应用时,不会对收缩压产生有意义的影响[166],因此不用调整原有降压药物的使用。

存在心力衰竭症状或水肿的老年高血压患者,若心力衰竭症状或血压控制不佳,可考虑应用利尿药降低体液潴留。对于有明显液体潴留患者,首选袢利尿药。噻嗪类利尿药仅适用于有轻度液体潴留、伴有高血压且肾功能正常的心力衰竭患者[167]。袢利尿药可与醛固酮受体拮抗剂联合应用。老年高血压合并心力衰竭患者因胃肠道淤血进食差或排钾利尿药所致的低钾低镁血症,可酌情服用门冬氨酸钾镁(作用相对缓和,同时补钾补镁)、枸橼酸钾或氯化钾(补钾作用较强,有胃肠道反应);低体重或肾功能不全者在 ACEI/ARB/ARNI 与醛固酮受体拮抗剂联用时要特别注意高钾血症风险;注意定期复查电解质及时调整用药。

对于既往心力衰竭发作或现仍有心力衰竭症状的老年高血压患者,降压目标为 <130/80mmHg。为防止前临床心力衰竭阶段的老年高血压患者出现心力衰竭症状,其血压也应控制在 130/80mmHg 以下。对于低体重老年高血压合并心力衰竭患者,要警惕联合药物治疗早期可能带来低血压、电解质紊乱等不良影响,甚至可能诱发心脑血管事件。

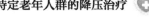

4.5　高血压合并慢性肾脏病

　　高血压和慢性肾脏病（chronic kidney disease，CKD）都是老年人常见的慢性疾病，血压长期增高会导致肾功能损害，慢性肾脏病亦会导致血压升高。当两者同时存在时，心血管疾病（cardiovascular disease，CVD）的发病率和死亡率会大大增加[168]。积极控制血压可延缓老年患者 CKD 的进展，并降低 CVD 发病和死亡风险。高血压合并慢性肾脏病降压目标见表 4-4。

表 4-4　高血压合并慢性肾脏病降压目标

推荐	推荐类别	证据分级
年龄≥65 岁高血压合并 CKD 非透析患者，血压≥140/90mmHg，在生活方式干预的同时开始起始降压药物治疗，血压控制目标为 <140/90mmHg，有蛋白尿者推荐血压 <130/80mmHg[169,170]	Ⅰ 类	A 级
老年高血压合并 CKD 血液透析患者血压控制目标为透析前诊室血压 <160/90mmHg[169]	Ⅱa 类	C 级
老年高血压合并 CKD 腹膜透析患者持续控制血压 <140/90mmHg[171]	Ⅱa 类	C 级
合并高血压的老年肾移植受者无论有无白蛋白尿，血压均应 <130/80mmHg[44]	Ⅱa 类	C 级

　　老年高血压合并 CKD 的降压药物治疗要根据尿蛋白水平、肾功能情况、靶器官损害以及并发症情况制订个体化的治疗方案。高血压合并慢性肾脏病降压药物推荐见表 4-5。

表 4-5　高血压合并慢性肾脏病降压药物

推荐	推荐类别	证据分级
在没有使用禁忌的情况下，老年高血压合并 CKD 患者首选 RAS 抑制剂（ACEI/ARB/ARNI），建议从小剂量开始[172,173]	Ⅰ 类	A 级
血清肌酐 >3.0mg/dl（肌酐 1mg/dl=88.4mmol/L）会增加不良事件（高钾血症、急性肾损伤）的发生率，初次应用或增加剂量时，应注意当前的血钾水平及肾功能	Ⅰ 类	A 级

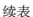

续表

推荐	推荐类别	证据分级
2~4 周内复查血压、肌酐及血清钾的变化,若血清肌酐较基础值升高幅度>30% 需停药或减量使用	Ⅰ类	A 级
不推荐两种 RAS 抑制剂联用[169]	Ⅰ类	A 级
对于老年高血压合并 CKD 患者,避免 ACEI 或 ARB 与直接肾素抑制剂联合使用	Ⅰ类	B 级
由于 CKD 患者常存在液体潴留,因此利尿药常被用于老年高血压合并 CKD 的治疗,eGFR>30ml/(min·1.73m²)的患者可考虑使用噻嗪类利尿药,eGFR<30ml/(min·1.73m²)的患者可考虑使用袢利尿药[174]	Ⅰ类	C 级
单用 RAS 抑制剂效果欠佳患者选择联合 CCB 类药物,尤其是血液透析患者,对于有明显肾功能异常和盐敏感性高血压患者也推荐使用 CCB[175]	Ⅰ类	A 级
老年肾移植受者使用 CCB 或 ARB 类药物作为一线降压药,如存在蛋白尿的肾移植受者应该首先考虑 ARB 类药物	Ⅰ类	C 级
SGLT2 抑制剂具有小幅降低收缩压及改善肾脏结局的作用,对于老年高血压合并 CKD 患者,应根据肾功能[eGFR≥25ml/(min·1.73m²)]和整体评估结果选择使用,无论是否合并糖尿病[176-178]	Ⅰ类	A 级
推荐使用非奈利酮治疗老年高血压合并 CKD 伴 T2DM,以减少蛋白尿,延缓肾功能持续下降,降低终末期肾病及心血管疾病发病风险,其高钾血症的发生率较传统 MRA 更低[179]	Ⅰ类	A 级
合并冠心病、慢性心力衰竭,以及需要控制心率的老年高血压合并 CKD 患者,推荐在联合用药中使用 β 受体阻滞剂	Ⅰ类	B 级
三药联合仍不能控制的老年难治性高血压患者,在没有禁忌的情况下,推荐加用螺内酯或其他降压药(α 受体阻滞剂或 β 受体阻滞剂),需定期监测肾功能及电解质的情况[169]	Ⅰ类	B 级

注:RAS 为肾素 - 血管紧张素系统;CKD 为慢性肾脏病;eGFR 为估算的肾小球滤过率;CVD 为心血管疾病;T2DM 为 2 型糖尿病;CCB 为钙通道阻滞剂;ACEI 为血管紧张素转换酶抑制药;ARB 为血管紧张素受体阻滞药;ARNI 为血管紧张素受体脑啡肽酶抑制剂;MRA 为醛固酮受体阻滞剂。

4.6　高血压合并糖尿病

我国高血压合并糖代谢异常情况非常常见,成人高血压患者中合并糖尿病者占 17.4%,合并糖代谢异常者可达 30% 以上,老年人群中高血压合并糖代谢异常的患病率随着年龄增长而增高[180]。

高血压合并糖尿病患者大部分存在高危或极高危心血管风险,因此推荐血压控制在 <130/80mmHg 是合理的,对不能耐受积极降压的衰弱或高龄患者,可以将降压目标设定为 <150/90mmHg。高血压合并糖尿病降压目标见表 4-6,高血压合并糖尿病患者降压和降糖药物选择见表 4-7。

表 4-6 高血压合并糖尿病降压目标

推荐	推荐类别	证据分级
老年糖尿病患者,推荐血压控制在 <130/80mmHg,衰弱或高龄患者,可以将降压目标设定为 <150/90mmHg	Ⅰ 类	B 级
推荐舒张压尽量不低于 60mmHg	Ⅰ 类	C 级

表 4-7 高血压合并糖尿病患者降压和降糖药物选择

推荐	推荐类别	证据分级
高血压合并糖尿病患者,单药起始降压治疗时优选 ACEI/ARB[181-185]	Ⅰ 类	A 级
二氢吡啶类钙通道阻滞剂可用于联合降压药物治疗,或不能耐受 ACEI 或 ARB 及 ARNI 的患者治疗,CCB 尤其适合老年单纯收缩期高血压患者[186]	Ⅰ 类	B 级
合并糖尿病的高血压人群,可采用小剂量噻嗪类利尿药联合降压药物治疗[70,187]	Ⅰ 类	B 级
β 受体拮抗药不作为高血压合并糖尿病患者的首选用药,但对伴有心力衰竭或冠心病的患者,仍可联合高选择性 β 受体拮抗药或兼有 α、β 受体拮抗药进行治疗	Ⅱb 类	B 级
高血压合并糖尿病,推荐降糖药物首选有改善心血管结局事件的新型降糖药物,对于合并 ASCVD 的患者,推荐 GLP-1 受体激动剂[188-190],对于合并心力衰竭和 / 或肾功能不全或蛋白尿患者,推荐 SGLT2 抑制剂[191-194]	Ⅰ 类	A 级

注:ACEI 为血管紧张素转换酶抑制药;ARB 为血管紧张素受体阻滞药;ARNI 为血管紧张素受体脑啡肽酶抑制剂;CCB 为钙通道阻滞剂;GLP-1 为胰高血糖素样肽 -1;ASCVD 为动脉粥样硬化性心血管病;SGLT2 为钠 - 葡萄糖耦联转运体 2。

4.7 高血压合并心房颤动

房颤患病率随着年龄增长呈明显升高趋势,年龄≥75 岁的人群房颤发生率为 4.6%[195]。房颤是高血压常见的合并症,80% 的房颤患者合并高血压[196]。年龄≥75 岁合并多种 CVD 的房颤患者 1 年随访发生死亡和不良事件的危险增加 2 倍以上[197],随机临床试验发现,≥75 岁的高血压患者中,可穿戴设备监测到新发房颤为 5.3%,其中 75% 的患者随后接受了抗凝治疗[198];房颤筛查可有效预防患者脑卒中的发生[199]。建议 >65 岁的老年高血压患者至少进行一次房颤筛查,可穿戴设备监测有助于房颤筛查。积极控制血压是高血压合并房颤预防和治疗的关键,血压目标值及用药见表 4-8。此外,需对老年高血压患者进一步评估血栓和出血风险并积极给予抗凝治疗,注重个体化用药。介入治疗,如房颤导管消融、起搏器植入 / 房室结消融和左心耳封堵可能使某些患者获益,但在老年患者中证据不足,需根据具体情况给予"节律"控制或"室率"控制。

表 4-8 老年高血压合并房颤患者管理推荐

推荐	推荐类别	证据分级
老年高血压患者出现心悸,推荐短程心电图及随后连续心电监测进行房颤筛查[200-202]	Ⅰ 类	B 级
对于房颤患者,特别是正在接受抗凝治疗的患者,应积极进行降压治疗,将血压控制在 <140/90mmHg[203-205][10-12]	Ⅱa 类	B 级
推荐应用 ARB 或 ACEI 进行降压治疗预防新发房颤和阵发性房颤复发[203,206,207]	Ⅰ 类	B 级
推荐所有无禁忌证的非瓣膜病性房颤卒中危险(CHA$_2$DS$_2$-VASc)评分≥2 分(男性)、≥3 分(女性)患者口服抗凝药物治疗[208,209]	Ⅰ 类	A 级
对于药物治疗无效、有症状的阵发性房颤患者,推荐行射频消融治疗[210]	Ⅰ 类	A 级
对于药物治疗无效、有症状的长期持续性房颤患者,应考虑行射频消融治疗	Ⅱa 类	C 级

注:ACEI 为血管紧张素转换酶抑制药;ARB 为血管紧张素受体阻滞药。

4.8 老年难治性高血压

在改善生活方式基础上,合理应用了可耐受的足剂量的 3 种降压药物(包括一种噻嗪类利尿药)至少治疗 4 周后,诊室和诊室外血压值仍在目标水平之上,或至少需要 4 种药物才能使血压达标,称为难治性高血压(resistant hypertension, RH)[1]。老年人群中真性 RH 的患病率为 12.3%[211]。

诊断老年 RH 时,应先排除假性 RH,如血压测量方法不当、白大衣高血压、假性高血压、降压方案不佳、治疗依从性差等情况[44]。

对于真性老年 RH 患者,应积极寻找以下血压控制欠佳的因素:①不良生活方式;②影响降压的药物;③继发性高血压;④其他因素:如失眠、心理压力、慢性疼痛、环境(噪声、低温、高海拔、空气污染)等[212]。

建议老年 RH 患者在专业的高血压诊治中心进行综合管理[213]。减少钠盐摄入、增加钾摄入、控制体重、适度锻炼、规律作息、戒烟限酒和减轻精神压力等干预措施同样适用于 RH 患者。老年人尤其要注意保暖。

针对 RH 患者的临床试验中,通常联合使用肾素-血管紧张素系统阻滞剂、二氢吡啶类 CCB 和利尿药,称为 A-C-D 组合,但尚无随机对照研究证实这种组合的临床疗效优于其他组合。以利尿药为基础的药物治疗原则包括:①使用最大耐受剂量的利尿药;②噻嗪类利尿药为最佳选择;③当 eGFR<30ml/(min·1.73m^2)或容量超负荷时启用袢利尿药[214],当血钾 <4.5mmol/L 且 eGFR>45ml/(min·1.73m^2)时,首选联合低剂量螺内酯降压治疗[215]。现有研究表明,加用螺内酯、比索洛尔、多沙唑嗪、阿米洛利或可乐定作为第 4 种药物均能显著降低血压,螺内酯降压作用最强[215,216]。老年男性合并前列腺增生可使用 α$_1$ 受体阻滞剂[217]。合并 HFrEF 和或 CKD 3~4 期的老年 RH 患者可使用沙库巴曲缬沙坦[218]。去肾交感神经术可作为老年 RH 辅助治疗手段[219,220]。

4.9　高血压急症与亚急症

高血压急症是指原发性或继发性高血压患者,在某些诱因作用下,血压突然显著升高(一般超过180/120mmHg),同时伴有急性进行性心、脑、肾等重要靶器官功能不全的表现[221]。老年高血压急症主要包括高血压脑病、颅内出血(脑出血和蛛网膜下腔出血)、脑梗死、急性心力衰竭、急性冠脉综合征、主动脉夹层、肾脏损害、围手术期重度高血压、嗜铬细胞瘤危象等。高血压亚急症是指血压显著升高但不伴急性进行性靶器官损害,患者可以有血压明显升高引起的症状,如头痛、胸闷、鼻出血和烦躁不安等。血压升高的程度不是区别高血压急症与高血压亚急症的标准,区别两者的唯一标准是有无新近发生的急性进行性的严重靶器官损害。

老年高血压急症降压治疗第一目标:在30~60min内将血压降至安全水平,除特殊情况外(脑卒中,主动脉夹层),建议第1~2h内使平均动脉压迅速下降但不超过25%。降压治疗第二目标:在达到第一目标后,应放慢降压速度,加用口服降压药,逐步减慢静脉给药速度,建议在后续的2~6h内将血压降至160/(100~110)mmHg。当高龄或衰弱老年人降压治疗后出现重要脏器灌注不足表现时,要适当减缓降压治疗的速度。降压治疗第三目标:若第二目标的血压水平可耐受且临床情况稳定,在后续的24~48h逐步使血压降至正常水平,高龄或衰弱老年人可酌情延长降至靶目标血压水平的时间。具体降压要求、降压目标及药物选择见表4-9,部分静脉降压药物的使用方法、起效时间、持续时间、不良反应及禁忌证见表4-10。

对于老年高血压亚急症的患者,建议在缓和长效的口服降压药物基础上,适当加用中短效口服药物,避免静脉用药。在血压监测的情况下,可在24~48h将血压缓慢降至160/100mmHg,2~3天后门诊调整剂量,此后可应用长效制剂控制至达到最终的靶目标血压。

表 4-9 高血压急症的具体降压要求、降压目标、药物选择

临床情况	降压要求	初步降压目标	药物选择
高血压脑病	降低血压的同时需保证脑灌注，给药开始 1h 内将收缩压降低 20%~25%，不超过 50%	（160~180）/（100~110）mmHg，稳定后逐步降至正常水平	乌拉地尔、拉贝洛尔、尼卡地平
脑出血	当急性脑出血患者收缩压≥220mmHg 时，积极静脉降压同时严密监测血压；当收缩压≥180mmHg 时，可静脉降压并根据临床表现调整降压速度	收缩压 130~180mmHg[151,222,223]；早期积极降压，将收缩压控制在 130~150mmHg 可能是安全合理的（Ⅱb类，C 级）[151,222,223]	乌拉地尔、拉贝洛尔、尼卡地平
蛛网膜下腔出血	防止出血加剧出血及血压过度下降，引起血区灌注能缺陷，造成迟发弥漫性脑血管致死性痉挛	收缩压 <150~160mmHg	尼卡地平、尼莫地平、拉贝洛尔、艾司洛尔
脑梗死	一般不积极降压，稍高血压有利于缺血区灌注，除非血压≥220/120mmHg，或伴有心功能不全、主动脉夹层、高血压脑病等	血压≥220/120mmHg 时启动血压降压治疗（Ⅱb类，C 级）[140-142]；拟接受静脉溶栓或机械取栓治疗者，治疗前控制血压≤185/110mmHg（Ⅱb类，C 级）[143-145]；机械取栓治疗者，避免术后收缩压控制在 120mmHg 以下（Ⅱa类，B 级）[146]	乌拉地尔、拉贝洛尔、尼卡地平或硝普钠
恶性高血压伴或不伴肾脏损害	避免血压剧烈波动，平稳降压，保证肾灌注	<140/90mmHg	乌拉地尔、尼卡地平或拉贝洛尔、利尿药，注意肾功能与电解质
急性心力衰竭	常表现为急性肺水肿，为缓解症状和减少充血，推荐血管扩张剂联合利尿药治疗	<140/90mmHg，不低于 120/70mmHg[224]	联合使用利尿药基础上使用血管扩张药，乌拉地尔、硝普钠或硝酸酯类

续表

临床情况	降压要求	初步降压目标	药物选择
急性冠脉综合征	降低血压，减少心肌氧耗量，但不能影响冠状动脉灌注压及冠状动脉血流，不能诱发反射性心动过速	<130/80mmHg，舒张压>60mmHg[224]	硝酸甘油、艾司洛尔、乌拉地尔或地尔硫䓬
主动脉夹层	保证器官灌注前提下，迅速将血压降低并维持在尽可能低的水平	收缩压<120mmHg，心率50~60次/min	艾司洛尔、拉贝洛尔、地尔硫䓬，乌拉地尔、硝普钠或尼卡地平
嗜铬细胞瘤危象	由于周期性释放的儿茶酚胺半衰期短，导致患者血压波动较大，降压时一定严密监测，避免低血压的发生	术前24h血压<160/90mmHg[224]	首选α受体阻滞剂如酚妥拉明，乌拉地尔，也可选择硝普钠，如存在心动过速和心律失常，可在α受体阻滞剂的基础上加用β受体阻滞剂

表4-10　部分常用静脉降压药物的使用方法、起效时间、持续时间、不良反应及禁忌证

药物	剂量	起效时间	持续时间	不良反应	禁忌证
硝酸甘油	5~100μg/min，静脉注射	2~5min	5~10min	头痛，呕吐	对硝酸盐过敏，严重贫血，颅内压增高，闭角型青光眼
硝普钠	0.25~10μg/(kg·min)，静脉注射	立刻	2~10min	低血压，心动过速，头痛，肌肉痉挛；肾功能不全而连续使用超过48h者，须每天测定血浆中氰化物或硫氰酸盐，氰酸盐不超过100μg/ml，氰化物不超过3μmol/ml，以防氰化物中毒	代偿性高血压如动静脉分流或主动脉缩窄

续表

药物	剂量	起效时间	持续时间	不良反应	禁忌证
拉贝洛尔	20~80mg,静脉注射,0.5~2mg/min,静脉滴注,24h不超过300mg	5~10min	3~6h	恶心、呕吐、头麻、支气管痉挛、传导阻滞、体位性低血压	支气管哮喘,心源性休克,Ⅱ~Ⅲ度房室传导阻滞,窦性心动过缓,重度或急性心力衰竭
艾司洛尔	250~500μg/kg,静脉注射,随后50~300μg/(kg·min),静脉滴注	1~2min	10~20min	低血压、恶心	严重的窦性心动过缓,Ⅱ~Ⅲ度房室传导阻滞,病态窦房结综合征,心源性休克,失代偿性心力衰竭,支气管哮喘发作或加重
乌拉地尔	10~50mg,静脉注射,6~24mg/h	5min	2~8h	低血压、头晕、恶心、疲倦	主动脉峡部狭窄或动静脉分流的患者(肾透析时的分流除外)
尼卡地平	0.5~10μg/(kg·min),静脉注射	5~10min	1~4h	心动过速、头痛、周围水肿、恶心	重度主动脉瓣狭窄、重度二尖瓣狭窄、梗阻性肥厚型心肌病、低血压、急性心肌梗死合并心源性休克、严重的急性心肌梗死合并心功能不稳定
地尔硫草	5~10mg,静脉注射,5~15μg/(kg·min),泵入	5min	30min	心动过缓、房室传导阻滞、心力衰竭、外周水肿、头痛、便秘、肝毒性	严重低血压或心源性休克,Ⅱ~Ⅲ度房室传导阻滞或病态窦房结综合征(持续性窦性心动过缓、窦性停搏和窦房传导阻滞等)、严重充血性心力衰竭、严重心肌病

4.10 围手术期高血压的处理

围手术期高血压是指从确定手术治疗到与手术有关治疗基本结束期间出现的收缩压≥140mmHg 和 / 或舒张压≥90mmHg,或较基础血压≥30% 的血压升高。约25% 非心脏大手术和 80% 心脏手术患者出现围手术期高血压。老年高血压患者多并发靶器官损害及合并多种基础疾病,围手术期心血管不良事件风险高[225,226]。对于择期手术患者,宜行衰弱、心血管危险因素和靶器官损害评估,优化血压管理,保证重要脏器血液灌注,减少围手术期并发症。血压控制目标应 <150/90mmHg,若合并糖尿病或 CKD 且耐受良好,可进一步降至 <140/90mmHg[1,8,227,228]。应避免老年高血压患者围手术期血压大幅度波动,建议将血压波动幅度控制在基础血压的10% 以内[53,225]。

术前血压 <180/110mmHg 的轻中度高血压不影响手术进行;对于术前收缩压≥180 和 / 或舒张压≥110mmHg 的高血压患者,建议推迟择期手术,积极降压直至血压控制;对危及生命的紧急情况,无论血压多高,均建议急诊手术以抢救生命,若合并威胁生命的靶器官损害及状态,应及时采取措施改善重要脏器功能[1,53,229-232]。

术前服用 CCB,围手术期可继续维持使用。术前长期使用 β 受体阻滞剂者,围手术期不宜中断使用,尤其合并冠心病时;如术前未使用 β 受体阻滞剂者,围手术期不建议常规启用[233-237]。正在服用 ACEI 或 ARB 不合并心力衰竭的高血压患者,建议术前 24h 暂停使用,术后尽快重启使用[53,238,239]。围手术期高血压以尽快控制血压为宗旨,推荐选用起效迅速、作用时间短的静脉降压药物,包括硝普钠、乌拉地尔、尼卡地平、艾司洛尔、拉贝洛尔及酚妥拉明等[1]。

表 4-11　围手术期老年高血压管理推荐

推荐	推荐类别	证据分级
收缩压≥180mmHg 和 / 或舒张压≥110mmHg 的择期手术患者,建议推迟手术[1,53,232]	Ⅱa 类	C 级
围手术期老年高血压患者应降压至 <150/90mmHg,合并糖尿病或 CKD 且耐受良好时,可进一步降至 <140/90mmHg[1,8,226-228]	Ⅱa 类	C 级
围手术期血压波动幅度应控制在基础血压的 10% 以内[53,225,226]	Ⅱa 类	C 级
术前长期使用 β 受体阻滞剂,围手术期继续使用	Ⅱa 类	B 级

续表

推荐	推荐类别	证据分级
术前未使用 β 受体阻滞剂者,围手术期不建议常规启用[233-237]	Ⅲ类	A 级
正在服用 ACEI 或 ARB 的不合并心力衰竭的患者,建议术前 24h 暂时停用,术后尽快重启使用[53,238]	Ⅱa 类	C 级

4.11　老年高血压患者的心率管理

心率 >80 次 /min 的高血压患者心血管事件发生率显著高于心率相对较慢者[240,241]。建议将我国老年高血压患者的心率干预切点定义为静息心率 >80 次 /min,合并疾病按照相应指南将心率控制至目标心率。老年人血压调节能力差,情绪波动或焦虑抑郁等均可致心率加快、血压波动以及频发房性或室性期前收缩。调节心率的药物主要有 β 受体阻滞剂、非二氢吡啶类 CCB、伊伐布雷定等。老年高血压合并呼吸道疾病或下肢间歇性跛行患者调节心率宜选择高选 $β_1$ 受体阻滞剂(美托洛尔、比索洛尔),避免突然停药。

室性心律失常应根据血流动力学、心功能状态选择抗心律失常药物,可选择 β 受体拮抗药、非二氢吡啶类 CCB、Ⅰc 类抗心律失常药物,同时维持电解质尤其是钾、镁离子平衡,低钾血症者推荐使用门冬氨酸钾镁、枸橼酸钾、氯化钾缓释片(Ⅱa 类,C 级)[242,243]。对于频发房性与室性期前收缩的老年高血压患者,亦可以考虑应用具有益气养阴、通脉止痛等功用且有循证证据的中成药辅助治疗,以减少期前收缩次数并改善心律失常相关症状,可单用或与 β 受体拮抗药联合应用(Ⅱb 类,C 级)[244]。

老年高血压患者合并缓慢型心律失常,首先纠正药物过量、高钾血症等可逆因素,避免使用减慢心率的药物,如仍存在症状性心动过缓(如一过性黑蒙、晕厥等)可考虑行心脏起搏治疗。老年高血压患者的心率管理推荐见表 4-12。

表 4-12　老年高血压患者的心率管理推荐

推荐	推荐类别	证据分级
高血压合并冠心病患者,静息心率目标值为 55~60 次 /min;推荐 β 受体阻滞剂,对不能耐受 β 受体阻滞剂或存在禁忌证者,可以选择非二氢吡啶类 CCB[245,246]	Ⅰ类	B 级

推荐	推荐 类别	证据 分级
高血压合并 HFrEF 患者,静息心率目标值为 <70 次 /min;推荐 β 受体阻滞剂,无法达到目标心率或不能耐受 β 受体阻滞剂者,推荐使用伊伐布雷定[167,247]	Ⅱa 类	B 级
高血压合并心律失常:快速房颤的初始静息心率目标值为 <110 次 /min,如症状仍明显,可继续控制至 80~100 次 /min,常用药物有 β 受体阻滞剂、非二氢吡啶类 CCB、洋地黄类等[248,249]	Ⅱa 类	C 级
室性心律失常患者应根据血流动力学、心功能状态选择抗心律失常药物,可选择 β 受体阻滞剂、非二氢吡啶类 CCB、Ⅰc 类抗心律失常药物;同时维持电解质尤其是钾、镁离子平衡,低钾血症者推荐使用门冬氨酸钾镁、枸橼酸钾、氯化钾缓释片[250,251]	Ⅱa 类	C 级

4.12 老年高血压合并多器官功能不全

老年高血压患者多合并心脑血管疾病、糖尿病、慢性肾脏病等系统性疾病和衰弱、肌少症、认知障碍、营养不良等老年综合征。高血压合并老年多器官功能不全综合征(multiple organs dysfunction syndrome in the elderly,MODSE)是老年高血压患者的危重症,血压升高和显著波动不仅对 MODSE 患者的心、肾血管等重要器官功能造成进一步损害,而且显著降低患者躯体功能和生活质量,使患者对降压治疗和药物不良反应的耐受性明显减退,显著增加器官衰竭和死亡风险[252]。MODSE 可累及心、肺、肝、肾、外周循环、中枢神经等重要系统和器官及影响凝血功能[253],其并发症发生率和死亡率均较高[254]。研究显示,年龄和并存慢性充血性心力衰竭是老年高血压患者发生 MODSE 的重要影响因素,69 岁以上合并慢性心力衰竭的高血压患者是发生 MODSE 的高危人群[255]。近年国内一项大型临床研究共纳入 37 096 例老年患者资料(694 138 人次),平均年龄72.25 岁,近十年老年住院人次呈逐年递增趋势,平均年增长率高达 27.48%,其中高血压病(36.69%)、缺血性心脏病(29.18%)、脑血管疾病(13.19%)是位居前五位的主要住院患病,老年住院共病的比例高达 91.36%,其中高血压合并缺血性心脏病居于首位[256]。共病、老年综合征或 MODSE 也是导致老年患者发生衰弱的危险因素,后者对降压治疗的有效性和依从性具有重要影响[256],因而血压管理策略应充分个体化,以患者能耐受降压治疗、有利于维护和改善重要器官功能和保持生活质量为原则。发生重要器官功能恶化或急性循环功能障碍时首先采取积极措施维持循环功能和血液动力学状态稳定,酌情停用降压药物。合并MODSE 的患者对降压药物的耐受性减退,药物相互作用和不良反应风险增加,应对药物安全性进行严密监测[257]。

老年高血压合并 MODSE 血压管理的相关研究极少,可参照 MODSE 治疗原则和合并衰弱患者血压管理建议进行个体化治疗[50,258]。建议以多学科团队模式管理合并 MODSE 的老年高血压患者。治疗建议见表4-13。

表 4-13　老年高血压合并多器官功能不全的治疗推荐

推荐	推荐类别	证据分级
建议采用 CGA、APACHE Ⅱ/APACHE Ⅲ 或 MODS 等工具综合评估老年患者的血压状态和 MODSE 并制订治疗决策,以最大程度促进患者康复和功能保存、降低死亡风险为目标	Ⅱa 类	C 级
针对 MODSE 诱发因素和基础疾病进行治疗,如控制肺部感染、改善器官组织灌注或循环功能障碍,积极给予营养及免疫支持治疗等	Ⅱa 类	C 级
启动降压治疗前应审慎评估降压治疗的获益风险比,治疗中应密切关注血压下降对组织灌注和器官功能造成的影响,避免血压过低或体位性血压改变	Ⅱa 类	C 级
存在衰弱状态的患者可放宽对血压管理的要求,建议启动降压治疗的参考血压水平为收缩压≥160mmHg,参考血压控制目标为收缩压<150mmHg,且不 <130mmHg	Ⅱa 类	C 级
在降压治疗同时应积极预防发生急性脑卒中、大出血、弥散性血管内凝血等严重并发症	Ⅱb 类	C 级

注:CGA 为老年综合评估;APACHE 为急性生理学和慢性健康状况评价;MODS 为多器官功能障碍评分。

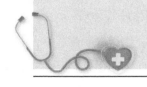

5 继发性高血压

老年继发性高血压在临床中并不少见,约占老年高血压的 19.6%[259]。

5.1 阻塞性睡眠呼吸暂停低通气综合征

阻塞性睡眠呼吸暂停低通气综合征(obstructive sleep apnea hypopnea syndrome, OSAHS)以睡眠过程中反复出现呼吸暂停和低通气为特征,好发于老年人,患病率高达 32.5%[260]。老年 OSAHS 表现为打鼾、白天嗜睡、睡眠中呼吸暂停及夜尿增多等,并且常合并其他系统并发症,如高血压、脑血管病、胰岛素抵抗、神经及认知功能损害等[261]。

多导睡眠监测是诊断 OSAHS 的金标准[262]。可穿戴设备如家庭睡眠呼吸暂停监测可作为适宜技术构建远程睡眠医疗体系的筛查系统[263]。老年 OSAHS 诊断标准如下:①年龄≥60 岁;②临床有典型的夜间睡眠打鼾伴呼吸暂停、日间嗜睡(ESS 评分≥9 分)等症状,查体可见上气道任何部位的狭窄及阻塞,呼吸暂停低通气指数(apnea-hypopnea index,AHI)≥5 次 /h;③对于日间嗜睡不明显(ESS 评分 <9 分)者,AHI≥10 次 /h 或 AHI≥5 次 /h,存在认知障碍、冠心病、脑血管疾病、糖尿病和失眠等合并症 1 项及以上[264]。

在改善生活方式的前提下(如侧卧、戒烟酒、减重等),老年 OSAHS 的治疗多采取无创正压通气和口腔矫治器治疗等非手术治疗方法。无创正压通气治疗是中重度 OSAHS 患者的首选治疗手段。手术治疗如悬雍垂腭咽成形术等,对于老年人增加了手术风险,效果往往不佳且并发症多。药物治疗首推 ACEI/ARB 类降压药物。

5.2 肾实质性高血压

肾实质性高血压指由肾实质性病变(如肾小球肾炎等)引起的血压升高,老龄是其重要危险因素之一。

60~79 岁老年慢性肾脏病(CKD)患者血压目标值为 <150/90mmHg;若能耐

受,血压目标可<140/90mmHg。80岁以上老年人血压目标值为<150/90mmHg,但避免血压<130/60mmHg[264]。多数CKD高血压患者(包括老年人),目标收缩压<120mmHg与<140mmHg相比,心血管获益大于风险,但在老年患者中尚缺乏证据[265]。

在降压药物的选择方面,首选ACEI/ARB类药物,尤其适用于伴蛋白尿患者。CKD3~4期患者则需谨慎使用ACEI/ARB类降压药,可初始剂量减半服用,并密切监测血钾、血肌酐及eGFR的动态变化,以便及时调整药物。由于二氢吡啶类CCB治疗肾实质性高血压无绝对禁忌证,故特别适用于肾功能异常患者。对于容量负荷过重的CKD患者,建议联合使用利尿药。

5.3　肾血管性高血压

肾血管性高血压是由各种原因造成单侧或双侧肾动脉狭窄(renal artery stenosis,RAS)引起的高血压。老年高血压合并RAS的比例为6.8%[265],常见于动脉粥样硬化。

提示RAS的线索包括:①持续性高血压2级及以上,伴冠心病、外周动脉狭窄等;②高血压伴轻度低血钾;③高血压伴脐周血管杂音;④既往高血压控制尚可,在维持原降压药物治疗下血压突然难以控制;⑤顽固性或恶性高血压;⑥左室射血分数正常的重度高血压患者反复出现一过性肺水肿;⑦难以用其他原因解释的肾功能不全或非对称性肾萎缩;⑧服用ACEI或ARB后出现血肌酐显著升高或伴有血压显著下降;⑨舒张压水平持续>90mmHg。

临床上筛查RAS可行肾脏超声及肾动脉计算机体层血管成像(CTA)、磁共振血管成像(MRA)检查,肾动脉造影是诊断RAS的金标准,可在精准显示病变特点的同时行介入治疗。ACEI/ARB是肾血管性高血压的一线治疗药物,需慎用于孤立肾或双侧RAS患者。还需对活动期大动脉炎患者进行抗炎治疗。RAS的血运重建需要根据不同病因选择不同手术策略[266]。

5.4　内分泌性高血压

5.4.1　原发性醛固酮增多症

原发性醛固酮增多症(primary aldosteronism,PA)是指因肾上腺皮质增生或肿瘤,醛固酮分泌过多,导致体内水钠潴留、血容量增多,RAS 活性受抑制,临床表现为高血压伴或不伴低血钾。

PA 的确诊实验主要为生理盐水实验和卡托普利试验,筛查指标为血浆醛固酮 / 肾素浓度比值(ARR)。老年人肾素较醛固酮下降更显著,导致 ARR 升高,出现假阳性[267]。国内学者提出老年患者 ARR 切点值较高,可将 ARR4.4(ng/dl)/(mU/L)作为老年 PA 的初筛切点,联合醛固酮切点 15ng/dl 可提高诊断特异度;对不宜行确诊试验的老年患者,若醛固酮≥23.6ng/dl 且 ARR≥4.4(ng/dl)/(mU/L)可考虑诊断 PA[268]。肾上腺 CT 检查可明确病变情况,双侧肾上腺静脉采血是 PA 功能分型诊断的金标准[269]。

PA 的治疗根据病因和患者对药物的反应而定[270]。醛固酮腺瘤及原发性肾上腺皮质增生治疗首选手术治疗(腹腔镜下单侧肾上腺切除术),对于分泌醛固酮的肾上腺皮质癌应尽早切除原发肿瘤,而特发性醛固酮增多症和糖皮质激素可抑制性醛固酮增多症的治疗则首选药物治疗。

5.4.2　嗜铬细胞瘤和副神经节瘤

嗜铬细胞瘤和副神经节瘤(pheochromocytoma and paraganglioma,PPGL)主要合成、分泌及释放大量儿茶酚胺类物质,引起患者血压升高和代谢性改变等一系列临床综合征[271]。

PPGL 的定性诊断首选血浆游离或尿甲氧基肾上腺素和甲氧基去甲肾上腺素浓度测定(敏感性 97%~99%,特异性 82%~96%)。PPGL 肿瘤影像定位诊断首选 CT 检查(敏感性 85%~98%,特异性 70%)。磁共振在以下情况下可作为首选定位或补充检查(敏感性 85%~100%,特异性 67%):①颅底或颈部 PPGL;②已有肿瘤转移的患者;③体内存留金属异物伪影;④对 CT 显影剂过敏者;⑤儿童、孕妇、已知种系突变和最近有过度辐射而需要减少放射性暴露的人群。碘 -131- 间位碘代苄胍(^{131}I-MIBG)扫描适用于有转移或不能手术的 PPGL 患者,生长抑素受体显像可筛查转移性副神经节瘤(paraganglioma,PGL)病灶。新的分子影像学检查如 ^{11}C- 羟基麻黄碱、^{18}F- 氟苄基胍、^{18}F- 多巴和 ^{18}F- 二羟基苯丙氨酸均被用于临床筛查。PPGL 患者需完善基因筛查[272]。

PPGL 诊断明确后应尽快行手术切除,除头颈部副交感神经性 PGL 和仅分泌多巴胺的 PPGL 外,其余患者术前应用 α 受体阻滞剂。对于 ^{131}I-MIBG 核素显像阳性或无法手术的患者,可进行 ^{131}I-MIBG 放射性核素治疗。化疗推荐用环磷酰胺 + 长春新碱 + 达卡巴嗪治疗,有效率约为 50%。对肿瘤及转移病灶进行的局部放疗、伽马刀治疗、射频消融和栓塞治疗,可一定程度减轻患者临床症状和肿瘤负荷,但对生存期无明显改善[272]。

5.5　药物相关性高血压

药物相关性高血压指药物本身药理和 / 或毒理作用,药物之间的相互作用,或用药方法不当导致的血压升高。常见的引起药物相关性高血压的药物有:类固醇激素、非甾体抗炎药、甘草及其活性成分、促红细胞生成素、避孕药、抗抑郁药、肿瘤靶向药物等[273]。

治疗原则包括[274]:①立即停用导致高血压的药物;②若病情需要不能停止所用药物或停药后血压不能恢复,应密切监测血压,予以相应降压治疗;③根据具体药物导致血压升高或影响降压药作用的机制,合理选择降压方案;④积极治疗并发症。

5.6　肿瘤相关性高血压

老年患者是肿瘤高发人群,高血压可为某些肿瘤患者的症状之一,如嗜铬细胞瘤、皮质腺瘤等肿瘤本身可分泌激素引起高血压;另外,肿瘤引发的恶病质、高凝状态导致肾血管血栓栓塞等也可引起高血压[275]。

对于老年肿瘤患者,在积极治疗原发病同时,应警惕抗肿瘤药物导致的高血压。保持健康的生活方式,减轻心理压力,保持积极乐观的心态也是预防高血压的基础。ACEI/ARB、β 受体阻滞剂及二氢吡啶类 CCB 为降压首选[276]。

5.7　老年继发性高血压相关介入治疗

近年来,随着微创器械和介入技术的不断发展,去肾交感神经术(renal denervation,RDN)、颈动脉窦压力感受器刺激、髂中央动静脉吻合术、颅神经深度刺激等介入治疗不断应用于高血压病的治疗。

其中 RDN 在难治性高血压的治疗中具有一定的有效性。根据 SPYRAL HTN-OFF MED[277]及 ON MED 试验结果,RDN 治疗有更好的降压效果。并且 RDN 是一种相对安全的介入治疗方法,主要不良事件发生率约为 1.4%。国内研究发现,对老年高血压患者行 RDN 可能安全、有效、可行。

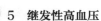

　　高血压相关介入治疗为我们提供了除生活方式干预和药物治疗外高血压患者的第三种治疗方法,但遗憾的是大部分治疗方法尚缺少可靠临床证据,未来仍需继续探索。

　　老年继发性高血压管理推荐见表 5-1。

表 5-1　老年继发性高血压管理推荐

推荐	推荐类别	证据分级
推荐应用多导睡眠监测进行老年 OSAHS 患者的筛查	Ⅰ 类	A 级
推荐中重度 OSAHS 患者使用无创正压通气治疗	Ⅰ 类	A 级
推荐老年肾血管性高血压患者完善肾动脉造影检查	Ⅰ 类	A 级
推荐应用双侧肾上腺静脉采血进行老年原发性醛固酮增多症患者的功能分型诊断	Ⅰ 类	B 级
推荐嗜铬细胞瘤和副神经节瘤患者行基因检测	Ⅱa 类	C 级
老年继发性、难治性高血压患者可考虑行去肾交感神经术治疗	Ⅱa 类	C 级

6 社区支持、远程管理和"三高"共管

6.1 社区支持

老年高血压患者的特点决定社区环境的支持十分必要。老年患者血压波动大、易发生直立性低血压、餐后低血压、血压昼夜节律异常、白大衣高血压等，同时常合并多种疾病，同时服用多种药物，需要个体化的服药指导；老年高血压患者自理能力相对下降，行动不便，而社区医疗方便、快捷，集治疗和预防于一体，社区医务人员对居民的健康状况、生活习惯比较了解，干预措施更有针对性。由相对熟悉和信任的社区工作人员引导，能够提高老年高血压患者的依从性。除了医疗服务外，社区还可以提供细致的亲情、人文关怀。

6.1.1 随访支持

老年高血压患者需要系统、长期的随访和管理，需要依靠社区来完成。社区随访可采用多种方式，如入户随访、家庭监测、可穿戴设备监测和远程服务。

6.1.2 健康教育

大部分高血压患者在基层医疗机构就诊，社区卫生服务中心（站）、乡镇卫生院、村卫生所、保健院、健康教育所等基层医疗或健康管理机构和基层医务人员构成了高血压教育的主要力量。应基于老年人的特点，有针对性地进行指导、教育。

6.1.3 环境支持

打造有利的社区环境，促进老年高血压患者采取健康的生活方式，鼓励活动能力较好的老年人到社区卫生服务中心定期复诊、接受健康教育，便于患者在发生心肌梗死、脑卒中等心脑血管意外时及时送医。

6.1.4　人文关怀

老年人由于社会角色发生急剧变化,容易产生不良心理变化,并且出现功能衰退、活动受限、情感孤独等问题。如缺乏相应关怀,高血压管理也不能达到理想效果。可针对老年人的特点,进行心理疏导。对于空巢老人,居委会和医疗机构应定期访问,提供情感支持和居家医疗服务。

6.2　远程管理

6.2.1　高血压远程管理的优势

远程动态监测有助于主管医生实时掌握患者血压波动情况,对病情变化进行预判,及时采取治疗措施,防止病情恶化,使患者个体化治疗落到实处;同时,通过运用远程视频等技术还可利用优质的专家资源进行培训、咨询和指导,提高诊治水平。

6.2.2　高血压远程管理的内容

主要包括及时监测数据与进行风险评估,优化治疗,进行生活方式干预,丰富健康教育内容,以及处理老年人情绪问题等。近年来也开展了线上问诊、检查预约、药物派送,大大方便了老年人就医[126]。

基于以上功能,高血压远程管理以数据监测为入口,为老年高血压人群打造预防、监测、干预、保障于一体的精准管理体系[278]。将互联网技术的实时性、可及性、个体性优势与老年高血压群体的特殊性糅合,达到优化管理的目的。

6.3　"三高"共管

"三高",即高血压、糖尿病、血脂异常,是 CVD 最主要的危险因素,也是最主要的可控、可逆转的代谢性危险因素。针对我国老年人群 CVD 的防治也要重点关注 CVD 的主要危险因素。目前我国人群高血压、糖尿病、血脂异常的现患状况不容乐观,综合管理现状不佳[279]。高血压、糖尿病、血脂异常共患达到 30%[280],然而,糖尿病患者血压、血糖控制同时达标者仅占 14%,血糖、血脂双达标率不到 20%[281]。

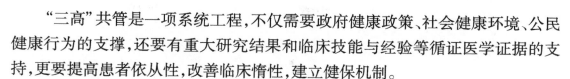

"三高"共管是一项系统工程,不仅需要政府健康政策、社会健康环境、公民健康行为的支撑,还要有重大研究结果和临床技能与经验等循证医学证据的支持,更要提高患者依从性,改善临床惰性,建立健保机制。

具体而言,着重从以下4个方面进行管理。

第一,构建共管体系。健全政府主导、部门协作、全民参与的慢性疾病综合防治机制,将健康融入所有政策,调动社会和个人参与防治的积极性,建设各级医疗机构上下联动的"三高"共管体系。

第二,早期筛查评估。倡导全面实施18岁以上人群首诊测血压,社区卫生服务中心和乡镇卫生院逐步提高40岁以上人群每年1次空腹血糖和血脂检查率。根据"三高"水平、其他危险因素、靶器官损害和伴发临床疾病进行CVD危险分层,个体化选择血压、血脂和血糖管理目标。

第三,疾病综合管理。对高血压、糖尿病和血脂异常应同等重视管理。不同人群危险因素管理的综合控制目标要精准,规范化开展生活方式改变、药物治疗干预,提高干预的效率。随访管理也尤为重要。

第四,倡导自我健康管理。CVD是生活行为密切相关性疾病,个人的健康行为、健康理念对于预防和控制疾病至关重要并贯穿疾病防治始终。增强患者自我主动健康意识,不断提高患者健康管理能力,规范患者个人健康行为,提高患者治疗依从性,使患者积极主动获得健康知识、配合专业机构的治疗措施。

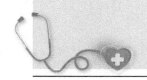

参考文献

1. 中国高血压防治指南修订委员会.中国高血压防治指南(2018年修订版)[J].中国心血管杂志,2019,24(1):24-56.

2. 王薇,赵冬.中国老年人高血压的流行病学[J].中华老年医学杂志,2005,24(4):246-247.

3. 李立明,饶克勤,孔灵芝,等.中国居民2002年营养与健康状况调查[J].中华流行病学杂志,2005,26(7):478-484.

4. 李苏宁,陈祚,王增武,等.我国老年人高血压现状分析[J].中华高血压杂志,2019,27(2):140-148.

5. 张梅,吴静,张笑,等.2018年中国成年居民高血压患病与控制状况研究[J].中华流行病学杂志,2021,42(10):1780-1789.

6. ZHANG M,SHI Y,ZHOU B,et al.Prevalence,awareness,treatment,and control of hypertension in China,2004-18:findings from six rounds of a national survey[J].Bmj,2023,380:e071952.

7. 王志军,柯元南,周建芝.老年高血压患者的血压控制现状及影响因素分析[J].中华老年心脑血管病杂志,2008,10(4):246-249.

8. ARONOW W S,FLEG J L,PEPINE C J,et al.ACCF/AHA 2011 expert consensus document on hypertension in the elderly:a report of the American College of Cardiology Foundation Task Force on Clinical Expert Consensus Documents[J].Circulation,2011,123(21):2434-2506.

9. 刘淼,王建华,王盛书,等.中国高龄老年人血压水平和高血压患病及其控制情况[J].中华流行病学杂志,2019,40(3):290-295.

10. 张永军,徐尚银,吴祝霞,等.动态血压监测指标指导临床治疗老年高血压的意义[J].中华疾病控制杂志,2019,23(7):785-789.

11. 邰胜,王翎,钱惠英.高龄老年高血压患者动态血压特点[J].中华老年心脑血管病杂志,2019,21(8):822-825.

12. 沈逸华,林晓贞,王庭俊,等.老年高血压患者体位性低血压与脉搏波传导速度的关系[J].中华高血压杂志,2019,27(7):669-673.

13. 康玉华,洪云飞,魏引,等.老年原发性高血压患者体位性血压变化与动脉硬化相关性分析[J].中华老年心脑血管病杂志,2020,22(4):423-425.

14. WINBLAD B, PALMER K, KIVIPELTO M, et al. Mild cognitive impairment: beyond controversies, towards a consensus: report of the International Working Group on Mild Cognitive Impairment[J]. J Intern Med, 2004, 256(3): 240-246.

15. KOCYIGIT S E, ERKEN N, DOKUZLAR O, et al. Postural blood pressure changes in the elderly: orthostatic hypotension and hypertension[J]. Blood Press Monit, 2020, 25(5): 267-270.

16. ASENSIO E, ALVAREZ J B, LARA S, et al. Postprandial hypotension in the elderly: Findings in a Mexican population[J]. Arch Cardiol Mex, 2015, 85(4): 284-291.

17. ZOU X, CAO J, LI J H, et al. Prevalence of and risk factors for postprandial hypotension in older Chinese men[J]. J Geriatr Cardiol, 2015, 12(6): 600-604.

18. 冯颖青, 孙宁玲, 李小鹰, 等. 老年高血压特点与临床诊治流程专家建议[J]. 中华高血压杂志, 2014, 22(7): 620-628.

19. 中国老年医学学会高血压分会. 老年人异常血压波动临床诊疗中国专家共识[J]. 中国心血管杂志, 2017, 22(1): 1-11.

20. JANG A. Postprandial hypotension as a risk factor for the development of new cardiovascular disease: A prospective cohort study with 36 month follow-up in community-dwelling elderly people[J]. J Clin Med, 2020, 9(2): 345.

21. JENKINS D J A, SAHYE-PUDARUTH S, KHODABANDEHLOU K, et al. Systematic review and meta-analysis examining the relationship between postprandial hypotension, cardiovascular events, and all-cause mortality[J]. Am J Clin Nutr, 2022, 116(3): 663-671.

22. 中国老年医学学会高血压分会. 高龄老年人血压管理中国专家共识[J]. 中华高血压杂志, 2015, 23(12): 1127-1134.

23. 曹丰, 王亚斌, 薛万国, 等. 中国老年疾病临床多中心报告[J]. 中华老年多器官疾病杂志, 2018, 17(11): 801-808.

24. DONG L, YAN H, WANG D. Polypharmacy and its correlates in village health clinics across 10 provinces of Western China[J]. J Epidemiol Community Health, 2010, 64(6): 549-553.

25. YANG M, LU J, HAO Q, et al. Does residing in urban or rural areas affect the incidence of polypharmacy among older adults in western China?[J]. Arch Gerontol Geriatr, 2015, 60(2): 328-333.

26. 程燕, 李永乐, 王妍, 等. 老年高血压住院患者发生衰弱的影响因素[J]. 广西医学, 2018, 40(19): 2265-2267.

27. FRANKLIN S S, WILKINSON I B, MCENIERY C M. Unusual hypertensive phenotypes: what

is their significance? [J]. Hypertension,2012,59（2）:173-178.

28. MANCIA G,FACCHETTI R,BOMBELLI M,et al. White-coat hypertension:Pathophysiological and clinical aspects:Excellence award for hypertension research 2020[J]. Hypertension, 2021,78（6）:1677-1688.

29. BRIASOULIS A,ANDROULAKIS E,PALLA M,et al. White-coat hypertension and cardiovascular events:a meta-analysis[J]. J Hypertens,2016,34（4）:593-599.

30. 中华医学会心血管病学分会高血压学组,中华心血管病杂志编辑委员会.成人四肢血压测量的中国专家共识[J].中华心血管病杂志,2021,49（10）:963-971.

31. WIELING W,KAUFMANN H,CLAYDON V E,et al. Diagnosis and treatment of orthostatic hypotension[J]. Lancet Neurol,2022,21（8）:735-746.

32. 中国高血压联盟《家庭血压监测指南》委员会.2019中国家庭血压监测指南[J].中华高血压杂志,2019,27（8）:708-711.

33. 中国高血压联盟《动态血压监测指南》委员会.2020中国动态血压监测指南[J].中国循环杂志,2021,36（4）:313-328.

34. ZIMMERMANN M,WURSTER I,LERCHE S,et al. Orthostatic hypotension as a risk factor for longitudinal deterioration of cognitive function in the elderly[J]. Eur J Neurol,2020,27（1）:160-167.

35. VISSEREN F L J,MACH F,SMULDERS Y M,et al. 2021 ESC Guidelines on cardiovascular disease prevention in clinical practice[J]. Eur Heart J,2021,42（34）:3227-3337.

36. 李建华,范利,赵婷,等.老年高血压患者发生衰弱对预后的影响[J].中华老年多器官疾病杂志,2018,17（5）:324-328.

37. 中华医学会老年医学分会,《中华老年医学杂志》编辑委员会.老年人衰弱预防中国专家共识（2022）[J].中华老年医学杂志,2022,41（5）:503-511.

38. YANO Y,BAKRIS G L,INOKUCHI T,et al. Association of cognitive dysfunction with cardiovascular disease events in elderly hypertensive patients[J]. J Hypertens,2014,32（2）:423-431.

39. DUAN J,SAM N B,WANG S J,et al. Exploring the association between cognitive decline and all-cause mortality with blood pressure as a potential modifier in oldest old individuals[J]. Sci Rep,2022,12（1）:17108.

40. LU Y,PECHLANER R,CAI J,et al. Trajectories of age-related arterial stiffness in Chinese men and women[J]. J Am Coll Cardiol,2020,75（8）:870-880.

41. SHENG C S,LI Y,LI L H,et al. Brachial-ankle pulse wave velocity as a predictor of mortality

in elderly Chinese[J]. Hypertension, 2014, 64(5): 1124-1130.

42. UMEMURA S, ARIMA H, ARIMA S, et al. The Japanese Society of Hypertension Guidelines for the management of hypertension(JSH 2019)[J]. Hypertens Res, 2019, 42(9): 1235-1481.

43. 刘军, 王薇, 刘静, 等. 门诊高血压病患者合并心血管病危险因素及血压控制现况[J]. 中华心血管病杂志, 2013, 41(12): 1050-1054.

44. UNGER T, BORGHI C, CHARCHAR F, et al. 2020 International Society of Hypertension Global Hypertension Practice Guidelines[J]. Hypertension, 2020, 75(6): 1334-1357.

45. WHO Guidelines Approved by the Guidelines Review Committee. Guideline for the pharmacological treatment of hypertension in adults[R]. Geneva: World Health Organization, 2021.

46. CLEGG A, YOUNG J, ILIFFE S, et al. Frailty in elderly people[J]. Lancet, 2013, 381(9868): 752-762.

47. WU L C, KAO H H, CHEN H J, et al. Preliminary screening for sarcopenia and related risk factors among the elderly[J]. Medicine(Baltimore), 2021, 100(19): e25946.

48. KOJIMA G. Quick and simple FRAIL Scale predicts incident activities of daily living(ADL) and instrumental ADL(IADL) disabilities: A systematic review and Meta-analysis[J]. J Am Med Dir Assoc, 2018, 19(12): 1063-1068.

49. 中华医学会老年医学分会. 老年患者衰弱评估与干预中国专家共识[J]. 中华老年医学杂志, 2017, 36(3): 251-256.

50. BENETOS A, BULPITT C J, PETROVIC M, et al. An expert opinion from the European Society of Hypertension-European Union Geriatric Medicine Society Working Group on the management of hypertension in very old, frail subjects[J]. Hypertension, 2016, 67(5): 820-825.

51. DENT E, LIEN C, LIM W S, et al. The Asia-Pacific clinical practice guidelines for the management of frailty[J]. J Am Med Dir Assoc, 2017, 18(7): 564-575.

52. WHELTON P K, CAREY R M, ARONOW W S, et al. 2017 ACC/AHA/AAPA/ABC/ACPM/AGS/APhA/ASH/ASPC/NMA/PCNA guideline for the prevention, detection, evaluation, and management of high blood pressure in adults: A report of the American College of Cardiology/American Heart Association task force on clinical practice guidelines[J]. J Am Coll Cardiol, 2018, 71(19): e127-e248.

53. WILLIAMS B, MANCIA G, SPIERING W, et al. 2018 ESC/ESH Guidelines for the management of arterial hypertension[J]. Eur Heart J, 2018, 39(33): 3021-3104.

54. VAN KAN G A, ROLLAND Y, BERGMAN H, et al. The I. A. N. A Task Force on frailty

assessment of older people in clinical practice[J]. J Nutr Health Aging, 2008, 12(1):29-37.

55. FRIED L P, TANGEN C M, WALSTON J, et al. Frailty in older adults: evidence for a phenotype [J]. J Gerontol A Biol Sci Med Sci, 2001, 56(3):M146-156.

56. QIN J, HE Z, WU L, et al. Prevalence of mild cognitive impairment in patients with hypertension: a systematic review and meta-analysis[J]. Hypertens Res, 2021, 44(10):1251-1260.

57. BAO J, LIU J, LI Z, et al. Relationship between hypertension and cognitive function in an elderly population: A population-based study in rural Northern China[J]. Front Neurol, 2022, 13:885598.

58. JIA L, DU Y, CHU L, et al. Prevalence, risk factors, and management of dementia and mild cognitive impairment in adults aged 60 years or older in China: a cross-sectional study[J]. Lancet Public Health, 2020, 5(12):e661-e671.

59. LEVINE D A, SPRINGER M V, BRODTMANN A. Blood pressure and vascular cognitive impairment[J]. Stroke, 2022, 53(4):1104-1113.

60. SUN S, LIU D, ZHOU Y, et al. Longitudinal real world correlation study of blood pressure and novel features of cerebral magnetic resonance angiography by artificial intelligence analysis on elderly cognitive impairment[J]. Front Aging Neurosci, 2023, 15:1121152.

61. IADECOLA C, GOTTESMAN R F. Neurovascular and cognitive dysfunction in hypertension[J]. Circ Res, 2019, 124(7):1025-1044.

62. SANTISTEBANantisteban M M, IADECOLA C, CARNEVALE D. Hypertension, neurovascular dysfunction, and cognitive impairment[J]. Hypertension, 2023, 80(1):22-34.

63. WHO Guidelines Approved by the Guidelines Review Committee. Risk reduction of cognitive decline and dementia: WHO Guidelines[R]. Geneva: World Health Organization, 2019.

64. DING J, DAVIS-PLOURDE K L, SEDAGHAT S, et al. Antihypertensive medications and risk for incident dementia and Alzheimer's disease: a meta-analysis of individual participant data from prospective cohort studies[J]. Lancet Neurol, 2020, 19(1):61-70.

65. 李涛,王华丽,杨渊韩,等.中文版《AD8》信度与效度的初步研究[J].中华内科杂志, 2012, 10(51):777-780.

66. SPRINT Research Group, WRIGHT J T Jr, WILLIAMSON J D, WHELTON P K, et al. A randomized trial of intensive versus standard blood-pressure control[J]. N Engl J Med, 2015, 373(22):2103-2116.

67. ZHANG W, ZHANG S, DENG Y, et al. Trial of intensive blood-pressure control in older patients with hypertension[J]. N Engl J Med, 2021, 385(14):1268-1279.

68. Blood Pressure Lowering Treatment Trialists' Collaboration. Pharmacological blood pressure lowering for primary and secondary prevention of cardiovascular disease across different levels of blood pressure: an individual participant-level data meta-analysis[J]. Lancet, 2021, 397 (10285): 1625-1636.

69. Collaboration BPLTT. Age-stratified and blood-pressure-stratified effects of blood-pressure-lowering pharmacotherapy for the prevention of cardiovascular disease and death: an individual participant-level data meta-analysis[J]. Lancet, 2021, 398 (10305): 1053-1064.

70. BECKETT N S, PETERS R, FLETCHER A E, et al. Treatment of hypertension in patients 80 years of age or older[J]. N Engl J Med, 2008, 358 (18): 1887-1898.

71. VALENZUELA P L, CARRERA-BASTOS P, GÁLVEZ B G, et al. Lifestyle interventions for the prevention and treatment of hypertension[J]. Nat Rev Cardiol, 2021, 18 (4): 251-275.

72. SACKS F M, SVETKEY L P, VOLLMER W M, et al. Effects on blood pressure of reduced dietary sodium and the Dietary Approaches to Stop Hypertension (DASH) diet. DASH-Sodium Collaborative Research Group[J]. N Engl J Med, 2001, 344 (1): 3-10.

73. NEAL B, WU Y, FENG X, et al. Effect of salt substitution on cardiovascular events and death [J]. N Engl J Med, 2021, 385 (12): 1067-1077.

74. TAYLOR D H Jr, HASSELBLAD V, HENLEY S J, et al. Benefits of smoking cessation for longevity[J]. Am J Public Health, 2002, 92 (6): 990-996.

75. BANKS E, YAZIDJOGLOU A, BROWN S, et al. Electronic cigarettes and health outcomes: umbrella and systematic review of the global evidence[J]. Med J Aust, 2023, 218 (6): 267-275.

76. JAUBERT M P, JIN Z, RUSSO C, et al. Alcohol consumption and ambulatory blood pressure: a community-based study in an elderly cohort[J]. Am J Hypertens, 2014, 27 (5): 688-694.

77. ZHAO F, LIU Q, LI Y, et al. Association between alcohol consumption and hypertension in Chinese adults: Findings from the CHNS[J]. Alcohol, 2020, 83: 83-88.

78. ROERECKE M, KACZOROWSKI J, TOBE S W, et al. The effect of a reduction in alcohol consumption on blood pressure: a systematic review and meta-analysis[J]. Lancet Public Health, 2017, 2 (2): e108-e120.

79. WHELTON P K, APPEL L J, ESPELAND M A, et al. Sodium reduction and weight loss in the treatment of hypertension in older persons: a randomized controlled trial of nonpharmacologic interventions in the elderly (TONE). TONE Collaborative Research Group[J]. Jama, 1998, 279 (11): 839-846.

80. CARPES L,COSTA R,SCHAARSCHMIDT B,et al. High-intensity interval training reduces blood pressure in older adults:A systematic review and meta-analysis[J]. Exp Gerontol,2022,158:111657.

81. CANNATARO R,CIONE E,BONILLA D A,et al. Strength training in elderly:An useful tool against sarcopenia[J]. Front Sports Act Living,2022,4:950949.

82. BOCK J M,VUNGARALA S,COVASSIN N,et al. Sleep duration and hypertension: epidemiological evidence and underlying mechanisms[J]. Am J Hypertens,2022,35(1):3-11.

83. KOLLIAS A,KYRIAKOULIS K G,STAMBOLLIU E,et al. Seasonal blood pressure variation assessed by different measurement methods:systematic review and meta-analysis[J]. J Hypertens,2020,38(5):791-798.

84. PEART S. Results of MRC(UK)trial of drug therapy for mild hypertension[J]. Clin Invest Med,1987,10(6):616-620.

85. MANN J F,SCHMIEDER R E,McQUEEN M,et al. Renal outcomes with telmisartan,ramipril, or both,in people at high vascular risk(the ONTARGET study):a multicentre,randomised, double-blind,controlled trial[J]. Lancet,2008,372(9638):547-553.

86. INVESTIGATORS O,YUSUF S,TEO K K,et al. Telmisartan,ramipril,or both in patients at high risk for vascular events[J]. N Engl J Med,2008,358(15):1547-1559.

87. SCHRADER J,LÜDERS S,KULSCHEWSKI A,et al. Morbidity and mortality after stroke, eprosartan compared with nitrendipine for secondary prevention:principal results of a prospective randomized controlled study(MOSES)[J]. Stroke,2005,36(6):1218-1226.

88. McMURRAY J J,PACKER M,DESAI A S,et al. Angiotensin-neprilysin inhibition versus enalapril in heart failure[J]. N Engl J Med,2014,371(11):993-1004.

89. 王继光,谢良地,牟建军,等. 独特(口恶)恶二唑环的血管紧张素受体拮抗剂美阿沙坦钾强效降压的分子机制与临床试验证据[J]. 中华高血压杂志,2020,28(2):132-136.

90. LINDHOLM L H,CARLBERG B,SAMUELSSON O. Should beta blockers remain first choice in the treatment of primary hypertension? A meta-analysis[J]. Lancet,2005,366(9496): 1545-1553.

91. Blood Pressure Lowering Treatment Trialists' Collaboration,TURNBULL F,NEAL B,et al. Effects of different regimens to lower blood pressure on major cardiovascular events in older and younger adults:meta-analysis of randomised trials[J]. BMJ,2008,336(7653):1121-1123.

92. PATS Collaborating Group. Post-stroke antihypertensive treatment study. A preliminary result

[J]. Chin Med J (Engl),1995,108(9):710-717.

93. GONG L,ZHANG W,ZHU Y,et al. Shanghai trial of nifedipine in the elderly(STONE)[J]. J Hypertens,1996,14(10):1237-1245.

94. STAESSEN J A,FAGARD R,THIJS L,et al. Randomised double-blind comparison of placebo and active treatment for older patients with isolated systolic hypertension. The Systolic Hypertension in Europe(Syst-Eur)Trial Investigators[J]. Lancet,1997,350(9080):757-764.

95. LIU L,ZHANG Y,LIU G,et al. The Felodipine Event Reduction(FEVER)Study:a randomized long-term placebo-controlled trial in Chinese hypertensive patients[J]. J Hypertens,2005,23(12):2157-2172.

96. PROGRESS Collaborative Group. Randomised trial of a perindopril-based blood-pressure-lowering regimen among 6,105 individuals with previous stroke or transient ischaemic attack [J]. Lancet,2001,358(9287):1033-1041.

97. ARIMA H,CHALMERS J,WOODWARD M,et al. Lower target blood pressures are safe and effective for the prevention of recurrent stroke:the PROGRESS trial[J]. J Hypertens,2006,24(6):1201-1208.

98. PATEL A,MacMAHON S,CHALMERS J,et al. Effects of a fixed combination of perindopril and indapamide on macrovascular and microvascular outcomes in patients with type 2 diabetes mellitus(the ADVANCE trial):a randomised controlled trial[J]. Lancet,2007,370(9590):829-840.

99. SUNDSTRÖM J,ARIMA H,JACKSON R,et al. Effects of blood pressure reduction in mild hypertension:a systematic review and meta-analysis[J]. Ann Intern Med,2015,162(3):184-191.

100. LAW M R,WALD N J,MORRIS J K,et al. Value of low dose combination treatment with blood pressure lowering drugs:analysis of 354 randomised trials[J]. Bmj,2003,326(7404):1427.

101. JAMERSON K,WEBER M A,BAKRIS G L,et al. Benazepril plus amlodipine or hydrochlo-rothiazide for hypertension in high-risk patients[J]. N Engl J Med,2008,359(23):2417-2428.

102. DAHLÖF B,DEVEREUX R B,KJELDSEN S E,et al. Cardiovascular morbidity and mortality in the Losartan Intervention For Endpoint reduction in hypertension study(LIFE):a randomised trial against atenolol[J]. Lancet,2002,359(9311):995-1003.

103. JULIUS S,KJELDSEN S E,WEBER M,et al. Outcomes in hypertensive patients at high

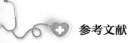

cardiovascular risk treated with regimens based on valsartan or amlodipine：the VALUE randomised trial［J］. Lancet，2004，363（9426）：2022-2031.

104. PARVING H H，BRENNER B M，McMURRAY J J，et al. Cardiorenal end points in a trial of aliskiren for type 2 diabetes［J］. N Engl J Med，2012，367（23）：2204-2213.

105. FRIED L F，EMANUELE N，ZHANG J H，et al. Combined angiotensin inhibition for the treatment of diabetic nephropathy［J］. N Engl J Med，2013，369（20）：1892-1903.

106. ZHU G H，SUN X P，DING C T，et al. Effect of Songlingxuemaikang on mild essential hypertension in patients：a randomized parallel-controlled study［J］. J Tradit Chin Med，2021，41（5）：799-805.

107. LAI X，DONG Z，WU S，et al. Efficacy and safety of Chinese herbal medicine compared with losartan for mild essential hypertension：A randomized，multicenter，double-blind，noninferiority trial［J］. Circ Cardiovasc Qual Outcomes，2022，15（3）：e007923.

108. BANGALORE S，KAMALAKKANNAN G，PARKAR S，et al. Fixed-dose combinations improve medication compliance：a meta-analysis［J］. Am J Med，2007，120（8）：713-719.

109. GUPTA A K，ARSHAD S，POULTER N R. Compliance，safety，and effectiveness of fixed-dose combinations of antihypertensive agents：a meta-analysis［J］. Hypertension，2010，55（2）：399-407.

110. MALLAT S G，TANIOS B Y，ITANI H S，et al. Free versus fixed combination antihypertensive therapy for essential arterial hypertension：A systematic review and Meta-analysis［J］. PLoS One，2016，11（8）：e0161285.

111. FELDMAN R D，ZOU G Y，VANDERVOORT M K，et al. A simplified approach to the treatment of uncomplicated hypertension：a cluster randomized，controlled trial［J］. Hypertension，2009，53（4）：646-653.

112. JAFFE M G，LEE G A，YOUNG J D，et al. Improved blood pressure control associated with a large-scale hypertension program［J］. Jama，2013，310（7）：699-705.

113. REA F，CORRAO G，MERLINO L，et al. Early cardiovascular protection by initial two-drug fixed-dose combination treatment vs. monotherapy in hypertension［J］. Eur Heart J，2018，39（40）：3654-3661.

114. 诸国华，孙希鹏，李静，等 . 复方利血平氨苯蝶啶片治疗老年高血压患者有效性和安全性的全国多中心调查研究结果与分析［J］. 中华老年多器官疾病杂志，2019，18（10）：758-764.

115. ZHU G H，SUN X P，LI J，et al. No association between low-dose reserpine use and depression

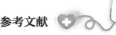
in older hypertensive patient:result of a multicenter,cross-sectional study[J]. J Geriatr Cardiol,2019,16(8):608-613.

116. HU L X,WANG D,LIU H L,et al. A double-blind,placebo-controlled trial on the antihypertensive treatment effect of a quadruple single-pill combination[J]. J Clin Hypertens(Greenwich),2021, 23(4):815-822.

117. AMBROSIUS W T,SINK K M,FOY C G,et al. The design and rationale of a multicenter clinical trial comparing two strategies for control of systolic blood pressure:the Systolic Blood Pressure Intervention Trial(SPRINT)[J]. Clin Trials,2014,11(5):532-546.

118. CUSHMAN W C,GRIMM R H Jr,CUTLER J A,et al. Rationale and design for the blood pressure intervention of the Action to Control Cardiovascular Risk in Diabetes(ACCORD) trial[J]. Am J Cardiol,2007,99(12a):44i-55i.

119. XU W,GOLDBERG S I,SHUBINA M,et al. Optimal systolic blood pressure target,time to intensification,and time to follow-up in treatment of hypertension:population based retrospective cohort study[J]. Bmj,2015,350:h158.

120. BRENNAN T,SPETTELL C,VILLAGRA V,et al. Disease management to promote blood pressure control among African Americans[J]. Popul Health Manag,2010,13(2):65-72.

121. BOSWORTH H B,OLSEN M K,GRUBBER J M,et al. Two self-management interventions to improve hypertension control:a randomized trial[J]. Ann Intern Med,2009,151(10):687-695.

122. BOSWORTH H B,POWERS B J,OLSEN M K,et al. Home blood pressure management and improved blood pressure control:results from a randomized controlled trial[J]. Arch Intern Med,2011,171(13):1173-1180.

123. GREEN B B,COOK A J,RALSTON J D,et al. Effectiveness of home blood pressure monitoring,Web communication,and pharmacist care on hypertension control:a randomized controlled trial[J]. Jama,2008,299(24):2857-2867.

124. HEISLER M,HOFER T P,SCHMITTDIEL J A,et al. Improving blood pressure control through a clinical pharmacist outreach program in patients with diabetes mellitus in 2 high-performing health systems:the adherence and intensification of medications cluster randomized,controlled pragmatic trial[J]. Circulation,2012,125(23):2863-2872.

125. MARGOLIS K L,ASCHE S E,BERGDALL A R,et al. Effect of home blood pressure telemonitoring and pharmacist management on blood pressure control:a cluster randomized clinical trial[J]. Jama,2013,310(1):46-56.

126. 孔晓晅,曹瑞华,王慧泉,等.多生理参数的远程交互干预对居家老年共病患者的应用 [J].中华老年多器官疾病杂志,2022,21(6):406-412.

127. APPEL L J,ESPELAND M A,EASTER L,et al. Effects of reduced sodium intake on hypertension control in older individuals:results from the Trial of Nonpharmacologic Interventions in the Elderly(TONE)[J]. Arch Intern Med,2001,161(5):685-693.

128. O'ROURKE M F,NAMASIVAYAM M,ADJI A. Treatment of hypertension in patients 80 years of age or older[J]. Minerva Med,2009,100(1):25-38.

129. BERKHOUT M,BOSTRÖM B K,ÖSTBERG A L. Hypertension treatment in the oldest-old: focus group interviews with Swedish general practitioners[J]. Scand J Prim Health Care, 2022,40(3):395-404.

130. JONES N R,McCORMACK T,CONSTANTI M,et al. Diagnosis and management of hypertension in adults:NICE guideline update 2019[J]. Br J Gen Pract,2020,70(691):90-91.

131. MARIAMILLAI J E,ESKÅS P A,HEIMARK S,et al. A Case for Less Intensive Blood Pressure Control:It Matters to Achieve Target Blood Pressure Early and Sustained Below 140/90mmHg[J]. Prog Cardiovasc Dis,2016,59(3):209-218.

132. ROSENDORFF C,LACKLAND D T,ALLISON M,et al. Treatment of hypertension in patients with coronary artery disease:a scientific statement from the American Heart Association, American College of Cardiology,and American Society of Hypertension[J]. Circulation, 2015,131(19):e435-e470.

133. JAMES P A,OPARIL S,CARTER B L,et al. 2014 evidence-based guideline for the management of high blood pressure in adults:report from the panel members appointed to the Eighth Joint National Committee(JNC 8)[J]. Jama,2014,311(5):507-520.

134. SHARMA P K,REDDY B M,GANGULY E. Frailty syndrome among oldest old individuals, aged ≥80 years:prevalence & correlates[J]. J Frailty Sarcopenia Falls,2020,5(4):92-101.

135. TINETTI M E,HAN L,LEE D S,et al. Antihypertensive medications and serious fall injuries in a nationally representative sample of older adults[J]. JAMA Intern Med,2014,174(4): 588-595.

136. TSCHANZ C M P,CUSHMAN W C,HARRELL C T E,et al. Synopsis of the 2020 U. S. Department of Veterans Affairs/U. S. Department of Defense Clinical Practice Guideline:The diagnosis and management of hypertension in the primary care setting[J]. Ann Intern Med, 2020,173(11):904-913.

137. LEWIS C E,FINE L J,BEDDHU S,et al. Final report of a trial of intensive versus standard

blood-pressure control[J]. N Engl J Med,2021,384(20):1921-1930.

138. WILLIAMSON J D,SUPIANO M A,APPLEGATE W B,et al. Intensive vs standard lood pressure control and cardiovascular disease outcomes in adults aged ≥75 years:A randomized clinical trial[J]. Jama,2016,315(24):2673-2682.

139. THARMARATNAM D,KARAYIANNIS C C,COLLYER T A,et al. Is blood pressure lowering in the very elderly with previous stroke associated with a higher risk of adverse events? [J]. J Am Heart Assoc,2021,10(24):e022240.

140. HE W J,ZHONG C,XU T,et al. Early antihypertensive treatment and clinical outcomes in acute ischemic stroke:subgroup analysis by baseline blood pressure[J]. J Hypertens,2018, 36(6):1372-1381.

141. HORN J,de HAAN R J,VERMEULEN M,et al. Very Early Nimodipine Use in Stroke (VENUS):a randomized,double-blind,placebo-controlled trial[J]. Stroke,2001,32(2): 461-465.

142. ENOS Trial Investigators. Efficacy of nitric oxide,with or without continuing antihypertensive treatment,for management of high blood pressure in acute stroke(ENOS):a partial-factorial randomised controlled trial[J]. Lancet,2015,385(9968):617-628.

143. BERKHEMER O A,FRANSEN P S,BEUMER D,et al. A randomized trial of intraarterial treatment for acute ischemic stroke[J]. N Engl J Med,2015,372(1):11-20.

144. JOVIN T G,CHAMORRO A,COBO E,et al. Thrombectomy within 8 hours after symptom onset in ischemic stroke[J]. N Engl J Med,2015,372(24):2296-2306.

145. NOGUEIRA R G,JADHAV A P,HAUSSEN D C,et al. Thrombectomy 6 to 24 hours after stroke with a mismatch between deficit and infarct[J]. N Engl J Med,2018,378(1):11-21.

146. YANG P,SONG L,ZHANG Y,et al. Intensive blood pressure control after endovascular thrombectomy for acute ischaemic stroke(ENCHANTED2/MT):a multicentre,open-label, blinded-endpoint,randomised controlled trial[J]. Lancet,2022,400(10363):1585-1596.

147. The SPS3 Investigators. Blood-pressure targets in patients with recent lacunar stroke:the SPS3 randomised trial[J]. Lancet,2013,382(9891):507-515.

148. TURAN T N,COTSONIS G,LYNN M J,et al. Relationship between blood pressure and stroke recurrence in patients with intracranial arterial stenosis[J]. Circulation,2007,115(23): 2969-2975.

149. TURAN T N,NIZAM A,LYNN M J,et al. Relationship between risk factor control and vascular events in the SAMMPRIS trial[J]. Neurology,2017,88(4):379-385.

150. MOULLAALI T J, WANG X, MARTIN R H, et al. Blood pressure control and clinical outcomes in acute intracerebral haemorrhage: a preplanned pooled analysis of individual participant data [J]. Lancet Neurol, 2019, 18 (9): 857-864.

151. ANDERSON C S, HEELEY E, HUANG Y, et al. Rapid blood-pressure lowering in patients with acute intracerebral hemorrhage [J]. N Engl J Med, 2013, 368 (25): 2355-2365.

152. BOULOUIS G, MOROTTI A, GOLDSTEIN J N, et al. Intensive blood pressure lowering in patients with acute intracerebral haemorrhage: clinical outcomes and haemorrhage expansion. Systematic review and meta-analysis of randomised trials [J]. J Neurol Neurosurg Psychiatry, 2017, 88 (4): 339-345.

153. QURESHI A I, PALESCH Y Y, BARSAN W G, et al. Intensive blood-pressure lowering in patients with acute cerebral hemorrhage [J]. N Engl J Med, 2016, 375 (11): 1033-1043.

154. WANG X, ARIMA H, SALMAN R A S, et al. Rapid blood pressure lowering according to recovery at different time intervals after acute intracerebral hemorrhage: Pooled analysis of the INTERACT studies [J]. Cerebrovasc Dis, 2015, 39 (3-4): 242-248.

155. ELGENDY I Y, BAVRY A A, GONG Y, et al. Long-term mortality in hypertensive patients with coronary artery disease: Results from the US Cohort of the International Verapamil (SR) / Trandolapril Study [J]. Hypertension, 2016, 68 (5): 1110-1114.

156. 中国医疗保健国际交流促进会心血管病学分会. 高血压合并冠心病患者血压管理中国专家共识 [J]. 中华医学杂志, 2022, 102 (10): 717-728.

157. FOX K M. Efficacy of perindopril in reduction of cardiovascular events among patients with stable coronary artery disease: randomised, double-blind, placebo-controlled, multicentre trial (the EUROPA study) [J]. Lancet, 2003, 362 (9386): 782-788.

158. 王华, 李莹莹, 柴坷, 等. 中国住院心力衰竭患者流行病学及治疗现状 [J]. 中华心血管病杂志, 2019, 47 (11): 865-874.

159. CRESPO-LEIRO M G, ANKER S D, MAGGIONI A P, et al. European society of cardiology heart failure long-term registry (ESC-HF-LT): 1-year follow-up outcomes and differences across regions [J]. Eur J Heart Fail, 2016, 18 (6): 613-625.

160. BROWN A J M, GANDY S, McCRIMMON R, et al. A randomized controlled trial of dapagliflozin on left ventricular hypertrophy in people with type two diabetes: the DAPA-LVH trial [J]. Eur Heart J, 2020, 41 (36): 3421-3432.

161. PACKER M, O'CONNOR C M, GHALI J K, et al. Effect of amlodipine on morbidity and mortality in severe chronic heart failure. Prospective Randomized Amlodipine Survival

Evaluation Study Group[J]. N Engl J Med,1996,335(15):1107-1114.

162. COHN J N,ZIESCHE S,SMITH R,et al. Effect of the calcium antagonist felodipine as supplementary vasodilator therapy in patients with chronic heart failure treated with enalapril: V-HeFT Ⅲ. Vasodilator-Heart Failure Trial(V-HeFT)Study Group[J]. Circulation,1997, 96(3):856-863.

163. 射血分数保留的心力衰竭伴高血压患者管理中国专家共识编写委员会. 射血分数保留的心力衰竭伴高血压患者管理中国专家共识[J]. 中华高血压杂志,2021,29(7): 612-617.

164. ANKER S D,BUTLER J,FILIPPATOS G,et al. Empagliflozin in heart failure with a preserved ejection fraction[J]. N Engl J Med,2021,385(16):1451-1461.

165. VADUGANATHAN M,DOCHERTY K F,CLAGGETT B L,et al. SGLT-2 inhibitors in patients with heart failure:a comprehensive meta-analysis of five randomised controlled trials [J]. Lancet,2022,400(10354):757-767.

166. BHM M,ANKER S,MAHFOUD F,et al. Empagliflozin,irrespective of blood pressure, improves outcomes in heart failure with preserved ejection fraction:the EMPEROR-Preserved trial[J]. Eur Heart J,2023,44(5):396-407.

167. 中华医学会心血管病学分会心力衰竭学组,中国医师协会心力衰竭专业委员会,中华心血管病杂志编辑委员会. 中国心力衰竭诊断和治疗指南 2018[J]. 中华心血管病杂志,2018,46(10):760-789.

168. 高血压肾病诊治中国专家共识组成员. 高血压肾病诊断和治疗中国专家共识(2022) [J]. 中华高血压杂志,2022,30(4):307-317.

169. 中华医学会肾脏病学分会专家组. 中国慢性肾脏病患者高血压管理指南(2023 年版) [J]. 中华肾脏病杂志,2023,39(1):48-80.

170. PAJEWSKI N M,BERLOWITZ D R,BRESS A P,et al. Intensive vs standard blood pressure control in adults 80 years or older:A secondary analysis of the systolic blood pressure intervention trial[J]. J Am Geriatr Soc,2020,68(3):496-504.

171. Group SMIftSR,WILLIAMSON J D,PAJEWSKI N M,et al. Effect of intensive vs standard blood pressure control on probable dementia:A randomized clinical trial[J]. JAMA,2019, 321(6):553-561.

172. Kidney Disease:Improving Global Outcomes Blood Pressure Work G. KDIGO 2021 Clinical Practice Guideline for the Management of Blood Pressure in Chronic Kidney Disease[J]. Kidney Int,2021,99(3S):S1-S87.

173. 中国医师协会肾脏病医师分会血液透析充分性协作组.中国血液透析充分性临床实践指南[J].中华医学杂志,2015,95(34):2748-2753.

174. JONGS N,GREENE T,CHERTOW G M,et al. Effect of dapagliflozin on urinary albumin excretion in patients with chronic kidney disease with and without type 2 diabetes:a prespecified analysis from the DAPA-CKD trial[J]. Lancet Diabetes Endocrinol,2021,9(11):755-766.

175. WANG T D,CHIANG C E,CHAO T H,et al. 2022 Guidelines of the Taiwan Society of Cardiology and the Taiwan Hypertension Society for the management of hypertension[J]. Acta Cardiol Sin,2022,38(3):225-325.

176. MANCINI G B J,O'MEARA E,ZIEROTH S,et al. 2022 Canadian Cardiovascular Society Guideline for use of GLP-1 receptor agonists and SGLT2 inhibitors for cardiorenal risk reduction in adults[J]. Can J Cardiol,2022,38(8):1153-1167.

177. MARUYAMA T,TAKASHIMA H,OGUMA H,et al. Canagliflozin improves erythropoiesis in diabetes patients with anemia of chronic kidney disease[J]. Diabetes Technol Ther,2019,21(12):713-720.

178. The E-KCG,HERRINGTON W G,STAPLIN N,et al. Empagliflozin in patients with chronic kidney disease[J]. N Engl J Med,2023,388(2):117-127.

179. VERMA S,BHATT D L,BAIN S C,et al. Effect of liraglutide on cardiovascular events in patients with type 2 diabetes mellitus and polyvascular disease:Results of the LEADER Trial[J]. Circulation,2018,137(20):2179-2183.

180. 罗晓佳,吕政兵,洪必荧,等.成都地区中老年人群高血压前期合并糖尿病前期患病率及影响因素分析[J].中国循环杂志,2015,(10):984-988.

181. SCHEEN A J. Renin-angiotensin system inhibition prevents type 2 diabetes mellitus. Part 2. Overview of physiological and biochemical mechanisms[J]. Diabetes Metab,2004,30(6):498-505.

182. Effects of ramipril on cardiovascular and microvascular outcomes in people with diabetes mellitus:results of the HOPE study and MICRO-HOPE substudy. Heart Outcomes Prevention Evaluation Study Investigators[J]. Lancet,2000,355(9200):253-259.

183. BRENNER B M,COOPER M E,de ZEEUW D,et al. Effects of losartan on renal and cardiovascular outcomes in patients with type 2 diabetes and nephropathy[J]. N Engl J Med,2001,345(12):861-869.

184. GERSTEIN H C,MANN J F,POGUE J,et al. Prevalence and determinants of microalbuminuria in high-risk diabetic and nondiabetic patients in the Heart Outcomes Prevention Evaluation

Study. The HOPE Study Investigators[J]. Diabetes Care,2000,Suppl 2:B35-B39.

185. WANG G,CHEN Y,LI L,et al. First-line renin-angiotensin system inhibitors vs. other first-line antihypertensive drug classes in hypertensive patients with type 2 diabetes mellitus[J]. J Hum Hypertens,2018,32(7):494-506.

186. WANG J G,STAESSEN J A,GONG L,et al. Chinese trial on isolated systolic hypertension in the elderly. Systolic Hypertension in China(Syst-China)Collaborative Group[J]. Arch Intern Med,2000,160(2):211-220.

187. WHELTON P K,BARZILAY J,CUSHMAN W C,et al. Clinical outcomes in antihypertensive treatment of type 2 diabetes,impaired fasting glucose concentration,and normoglycemia: Antihypertensive and Lipid-Lowering Treatment to Prevent Heart Attack Trial(ALLHAT)[J]. Arch Intern Med,2005,165(12):1401-1409.

188. MARSO S P,DANIELS G H,BROWN-FRANDSEN K,et al. Liraglutide and cardiovascular outcomes in type 2 diabetes[J]. N Engl J Med,2016,375(4):311-322.

189. MARSO S P,BAIN S C,CONSOLI A,et al. Semaglutide and cardiovascular outcomes in patients with type 2 diabetes[J]. N Engl J Med,2016,375(19):1834-1844.

190. HERNANDEZ A F,GREEN J B,JANMOHAMED S,et al. Albiglutide and cardiovascular outcomes in patients with type 2 diabetes and cardiovascular disease(Harmony Outcomes): a double-blind,randomised placebo-controlled trial[J]. Lancet,2018,392(10157):1519-1529.

191. WANNER C,LACHIN J M,INZUCCHI S E,et al. Empagliflozin and clinical outcomes in patients with type 2 diabetes mellitus,established cardiovascular disease,and chronic kidney disease[J]. Circulation,2018,137(2):119-129.

192. NEAL B,PERKOVIC V,MAHAFFEY K W,et al. Canagliflozin and cardiovascular and renal events in type 2 diabetes[J]. N Engl J Med,2017,377(7):644-657.

193. WIVIOTT S D,RAZ I,BONACA M P,et al. Dapagliflozin and cardiovascular outcomes in type 2 diabetes[J]. N Engl J Med,2019,380(4):347-357.

194. PERKOVIC V,JARDINE M J,NEAL B,et al. Canagliflozin and renal outcomes in type 2 diabetes and nephropathy[J]. N Engl J Med,2019,380(24):2295-2306.

195. SUN G Z,GUO L,WANG X Z,et al. Prevalence of atrial fibrillation and its risk factors in rural China:a cross-sectional study[J]. Int J Cardiol,2015,182:13-17.

196. SUN Z,HAO Y,LIU J,et al. Prevalence,awareness,treatment,and control rates of hypertension in patients hospitalized with atrial fibrillation in China:Findings from the CCC-AF project[J].

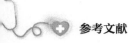

Front Cardiovasc Med,2022,9:970787.

197. 中国心血管健康与疾病报告编写组.中国心血管健康与疾病报告 2020[J].中国循环杂志,2021,36(6):521-545.

198. GLADSTONE D J,WACHTER R,SCHMALSTIEG-BAHR K,et al. Screening for atrial fibrillation in the older population:A randomized clinical trial[J]. JAMA Cardiol,2021,6(5):558-567.

199. SENOO K,YUKAWA A,OHKURA T,et al. Screening for untreated atrial fibrillation in the elderly population:A community-based study[J]. PLoS One,2022,17(6):e0269506.

200. ARONSSON M,SVENNBERG E,ROSENQVIST M,et al. Cost-effectiveness of mass screening for untreated atrial fibrillation using intermittent ECG recording[J]. Europace,2015,17(7):1023-1029.

201. RIZOS T,GÜNTNER J,JENETZKY E,et al. Continuous stroke unit electrocardiographic monitoring versus 24-hour Holter electrocardiography for detection of paroxysmal atrial fibrillation after stroke[J]. Stroke,2012,43(10):2689-2694.

202. LEVIN L,HUSBERG M,SOBOCINSKI P D,et al. A cost-effectiveness analysis of screening for silent atrial fibrillation after ischaemic stroke[J]. Europace,2015,17(2):207-214.

203. WACHTELL K,LEHTO M,GERDTS E,et al. Angiotensin II receptor blockade reduces new-onset atrial fibrillation and subsequent stroke compared to atenolol:the Losartan Intervention For End Point Reduction in Hypertension(LIFE)study[J]. J Am Coll Cardiol,2005,45(5):712-719.

204. LIP G Y H,COCA A,KAHAN T,et al. Hypertension and cardiac arrhythmias:a consensus document from the European Heart Rhythm Association(EHRA)and ESC Council on Hypertension,endorsed by the Heart Rhythm Society(HRS),Asia-Pacific Heart Rhythm Society(APHRS)and Sociedad Latinoamericana de Estimulación Cardíaca y Electrofisiología(SOLEACE)[J]. Europace,2017,19(6):891-911.

205. HAYWOOD L J,FORD C E,CROW R S,et al. Atrial fibrillation at baseline and during follow-up in ALLHAT(Antihypertensive and Lipid-Lowering Treatment to Prevent Heart Attack Trial)[J]. J Am Coll Cardiol,2009,54(22):2023-2031.

206. MAROTT S C,NIELSEN S F,BENN M,et al. Antihypertensive treatment and risk of atrial fibrillation:a nationwide study[J]. Eur Heart J,2014,35(18):1205-1214.

207. CHAO T F,LIU C J,WANG K L,et al. Should atrial fibrillation patients with 1 additional risk factor of the CHA2DS2-VASc score(beyond sex)receive oral anticoagulation? [J]. J Am

Coll Cardiol,2015,65（7）:635-642.

208. LIP G Y,SKJØTH F,RASMUSSEN L H,et al. Oral anticoagulation,aspirin,or no therapy in patients with nonvalvular AF with 0 or 1 stroke risk factor based on the CHA2DS2-VASc score ［J］.J Am Coll Cardiol,2015,65（14）:1385-1394.

209. FELMEDEN D C,LIP G Y. Antithrombotic therapy in hypertension:a Cochrane Systematic review［J］.J Hum Hypertens,2005,19（3）:185-196.

210. FRIBERG L,ROSENQVIST M,LIP G Y. Evaluation of risk stratification schemes for ischaemic stroke and bleeding in 182 678 patients with atrial fibrillation:the Swedish Atrial Fibrillation cohort study［J］.Eur Heart J,2012,33（12）:1500-1510.

211. NOUBIAP J J,NANSSEU J R,NYAGA U F,et al. Global prevalence of resistant hypertension: a meta-analysis of data from 3.2 million patients［J］.Heart,2019,105（2）:98-105.

212. CAREY R M,CALHOUN D A,BAKRIS G L,et al. Resistant hypertension:Detection, evaluation,and management:A scientific statement from the American Heart Association［J］. Hypertension,2018,72（5）:e53-e90.

213. DENKER M G,HADDAD D B,TOWNSEND R R,et al. Blood pressure control 1 year after referral to a hypertension specialist［J］.J Clin Hypertens（Greenwich）,2013,15（9）:624-629.

214. ROSSIGNOL P,MASSY Z A,AZIZI M,et al. The double challenge of resistant hypertension and chronic kidney disease［J］.Lancet,2015,386（10003）:1588-1598.

215. WILLIAMS B,MacDONALD T M,MORANT S V,et al. Endocrine and haemodynamic changes in resistant hypertension,and blood pressure responses to spironolactone or amiloride:the PATHWAY-2 mechanisms substudies［J］.Lancet Diabetes Endocrinol,2018,6（6）:464-475.

216. SINNOTT S J,TOMLINSON L A,ROOT A A,et al. Comparative effectiveness of fourth-line anti-hypertensive agents in resistant hypertension:A systematic review and meta-analysis［J］. Eur J Prev Cardiol,2017,24（3）:228-238.

217. CHIANG C E,WANG T D,UENG K C,et al. 2015 guidelines of the Taiwan Society of Cardiology and the Taiwan Hypertension Society for the management of hypertension［J］.J Chin Med Assoc,2015,78（1）:1-47.

218. 中国医疗保健国际交流促进会高血压分会,中国医师协会心血管分会,中国高血压联盟,等.沙库巴曲缬沙坦在高血压患者临床应用的中国专家建议［J］.中华高血压杂志, 2021,29（2）:108-114.

219. BARBATO E,AZIZI M,SCHMIEDER R E,et al. Renal denervation in the management of hypertension in adults. A clinical consensus statement of the ESC Council on Hypertension

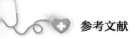

and the European Association of Percutaneous Cardiovascular Interventions(EAPCI)[J].
Eur Heart J,2023,44(15):1313-1330.

220. 蒋雄京,高润霖.当前去肾神经术治疗高血压的问题与挑战[J].中国循环杂志,2021,
36(12):1145-1147.

221. 中国老年医学学会高血压分会,国家老年疾病临床医学研究中心中国老年心血管病防
治联盟.中国老年高血压管理指南 2019[J].中华老年多器官疾病杂志,2019,18(2):
81-106.

222. ANDERSON C S,HUANG Y,ARIMA H,et al. Effects of early intensive blood pressure-
lowering treatment on the growth of hematoma and perihematomal edema in acute intracerebral
hemorrhage:the Intensive Blood Pressure Reduction in Acute Cerebral Haemorrhage Trial
(INTERACT)[J]. Stroke,2010,41(2):307-312.

223. ALRAHBI S,ALARAIMI R,ALZAABI A,et al. Intensive blood-pressure lowering in patients
with acute cerebral hemorrhage[J].Cjem,2018,20(2):256-259.

224. 孙英贤,赵连友,田刚,等.高血压急症的问题中国专家共识[J].中华高血压杂志,
2022,30(3):207-218.

225. SMILOWITZ N R,BERGER J S. Perioperative cardiovascular risk assessment and
management for noncardiac surgery:A review[J].Jama,2020,324(3):279-290.

226. HALLQVIST L,GRANATH F,BELL M. Myocardial infarction after noncardiac surgery in
Sweden:a national,retrospective observational cohort study[J].Br J Anaesth,2020,125(1):
47-54.

227. MANCIA G,FAGARD R,NARKIEWICZ K,et al. 2013 ESH/ESC Guidelines for the
management of arterial hypertension:the Task Force for the management of arterial hypertension
of the European Society of Hypertension(ESH)and of the European Society of Cardiology(ESC)
[J].J Hypertens,2013,31(7):1281-1357.

228. WRIGHT J T Jr,FINE L J,LACKLAND D T,et al. Evidence supporting a systolic blood
pressure goal of less than 150 mm Hg in patients aged 60 years or older:the minority view[J].
Ann Intern Med,2014,160(7):499-503.

229. WEBER M A,SCHIFFRIN E L,WHITE W B,et al. Clinical practice guidelines for the
management of hypertension in the community:a statement by the American Society of
Hypertension and the International Society of Hypertension[J].J Clin Hypertens(Greenwich),
2014,16(1):14-26.

230. HANADA S,KAWAKAMI H,GOTO T,et al. Hypertension and anesthesia[J].Curr Opin

Anaesthesiol,2006,19(3):315-319.

231. MARIK P E,VARON J. Perioperative hypertension:a review of current and emerging therapeutic agents[J]. J Clin Anesth,2009,21(3):220-229.

232. HALVORSEN S,MEHILLI J,CASSESE S,et al. 2022 ESC Guidelines on cardiovascular assessment and management of patients undergoing non-cardiac surgery[J]. Eur Heart J, 2022,43(39):3826-3924.

233. KWON S,THOMPSON R,FLORENCE M,et al. β-blocker continuation after noncardiac surgery:a report from the surgical care and outcomes assessment program[J]. Arch Surg, 2012,147(5):467-473.

234. LONDON M J,HUR K,SCHWARTZ G G,et al. Association of perioperative β-blockade with mortality and cardiovascular morbidity following major noncardiac surgery[J]. Jama,2013, 309(16):1704-1713.

235. ANDERSSON C,MÉRIE C,JØRGENSEN M,et al. Association of β-blocker therapy with risks of adverse cardiovascular events and deaths in patients with ischemic heart disease undergoing noncardiac surgery:a Danish nationwide cohort study[J]. JAMA Intern Med, 2014,174(3):336-344.

236. HAJIBANDEH S,HAJIBANDEH S,ANTONIOU S A,et al. Effect of beta-blockers on perioperative outcomes in vascular and endovascular surgery:a systematic review and meta-analysis[J]. Br J Anaesth,2017,118(1):11-21.

237. WINDLE S,STANNARD D. Perioperative beta-blockers for preventing surgery-related mortality and morbidity in adults undergoing non-cardiac surgery[J]. J Perianesth Nurs,2021,36(6): 730-731.

238. ROSHANOV P S,ROCHWERG B,PATEL A,et al. Withholding versus continuing angiotensin-converting enzyme inhibitors or angiotensin II receptor blockers before noncardiac surgery:An analysis of the vascular events in noncardiac surgery patients cohort evaluation prospective cohort[J]. Anesthesiology,2017,126(1):16-27.

239. HOLLMANN C,FERNANDES N L,BICCARD B M. A systematic review of outcomes associated with withholding or continuing angiotensin-converting enzyme inhibitors and angiotensin receptor blockers before noncardiac surgery[J]. Anesth Analg,2018,127(3):678-687.

240. PAUL L,HASTIE C E,LI W S,et al. Resting heart rate pattern during follow-up and mortality in hypertensive patients[J]. Hypertension,2010,55(2):567-574.

241. ZHANG M,HAN C,WANG C,et al. Association of resting heart rate and cardiovascular

disease mortality in hypertensive and normotensive rural Chinese[J]. J Cardiol,2017,69(5): 779-784.

242. PEDERSEN C T,KAY G N,KALMAN J,et al. EHRA/HRS/APHRS expert consensus on ventricular arrhythmias[J]. Europace,2014,16(9):1257-1283.

243. LATIF S,DIXIT S,CALLANS D J. Ventricular arrhythmias in normal hearts[J]. Cardiol Clin,2008,26(3):367-380.

244. LIU L J,ZHU G H,LUO H Y,et al. Tongmai Yangxin Pill combined with metoprolol or metoprolol alone for the treatment of symptomatic premature ventricular complex:a multicenter,randomized,parallel-controlled clinical study[J]. J Geriatr Cardiol,2022,19 (4):284-291.

245. KNUUTI J,WIJNS W,SARASTE A,et al. 2019 ESC Guidelines for the diagnosis and management of chronic coronary syndromes[J]. Eur Heart J,2020,41(3):407-477.

246. BORER J S,DEEDWANIA P C,KIM J B,et al. Benefits of heart rate slowing with ivabradine in patients with systolic heart failure and coronary artery disease[J]. Am J Cardiol,2016,118 (12):1948-1953.

247. 国家卫生计生委合理用药专家委员会,中国药师协会. 心力衰竭合理用药指南(第2版) [J]. 中国医学前沿杂志(电子版),2019,11(7):1-78.

248. HIRATZKA L F,BAKRIS G L,BECKMAN J A,et al. 2010 ACCF/AHA/AATS/ACR/ASA/ SCA/SCAI/SIR/STS/SVM guidelines for the diagnosis and management of patients with thoracic aortic disease:a report of the American College of Cardiology Foundation/American Heart Association Task Force on Practice Guidelines,American Association for Thoracic Surgery, American College of Radiology,American Stroke Association,Society of Cardiovascular Anesthesiologists,Society for Cardiovascular Angiography and Interventions,Society of Interventional Radiology,Society of Thoracic Surgeons,and Society for Vascular Medicine[J]. Circulation,2010,121(13):e266-e369.

249. ERBEL R,ABOYANS V,BOILEAU C,et al. 2014 ESC Guidelines on the diagnosis and treatment of aortic diseases:Document covering acute and chronic aortic diseases of the thoracic and abdominal aorta of the adult. The Task Force for the Diagnosis and Treatment of Aortic Diseases of the European Society of Cardiology(ESC)[J]. Eur Heart J,2014,35(41): 2873-2926.

250. 黄从新,张澍,黄德嘉,等. 心房颤动:目前的认识和治疗的建议 -2018[J]. 中国心脏起搏与心电生理杂志,2018,32(4):315-368.

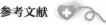

251. 中华医学会,中华医学会杂志社,中华医学会全科医学分会,等.心房颤动基层诊疗指南(2019年)[J].中华全科医师杂志,2020,19(6):465-473.

252. LI H,HU Y J,LIN H,et al. Hypertension and comorbidities in rural and urban Chinese older people:An epidemiological subanalysis from the SAGE study[J]. Am J Hypertens,2021,34(2):183-189.

253. 王士雯,王今达,陈可冀,等.老年多器官功能不全综合征(MODSE)诊断标准(试行草案,2003)[J].中国危重病急救医学,2004,16(1):1.

254. 谭清武.80岁以上高龄患者肺部感染并发老年多器官功能不全综合征的临床研究[J].中华老年多器官疾病杂志,2015,14(9):696-699.

255. 勇琴歌,陈敏芝,崔华,等.年龄与老年高血压并发心力衰竭患者发生多器官功能衰竭的关系[J].中国应用生理学杂志,2012,28(3):245-248.

256. JANKOWSKA-POLAńSKA B,DUDEK K,SZYMANSKA-CHABOWSKA A,et al. The influence of frailty syndrome on medication adherence among elderly patients with hypertension [J]. Clin Interv Aging,2016,11:1781-1790.

257. ONDER G,LATTANZIO F,BATTAGLIA M,et al. The risk of adverse drug reactions in older patients:beyond drug metabolism[J]. Curr Drug Metab,2011,12(7):647-651.

258. 中国老年医学学会,国家老年疾病临床医学研究中心,解放军老年医学专业委员会.感染诱发的老年多器官功能障碍综合征诊断与治疗中国指南2019[J].中华老年多器官疾病杂志,2019,18(11):801-838.

259. 阻塞性睡眠呼吸暂停低通气综合征诊治指南写作.阻塞性睡眠呼吸暂停低通气综合征诊治指南(基层版)[J].中华全科医师杂志,2015,14(7):509-515.

260. KUSHIDA C A,MORGENTHALER T I,LITTNER M R,et al. Practice parameters for the treatment of snoring and Obstructive Sleep Apnea with oral appliances:an update for 2005[J]. Sleep,2006,29(2):240-243.

261. 中国医师协会呼吸医师分会睡眠呼吸障碍工作委员会,"华佗工程"睡眠健康项目专家委员会.成人阻塞性睡眠呼吸暂停低通气综合征远程医疗临床实践专家共识[J].中华医学杂志,2021,101(22):1657-1664.

262. 中国医师协会高血压专业委员会,中华医学会呼吸病学分会睡眠呼吸障碍学组.阻塞性睡眠呼吸暂停相关性高血压临床诊断和治疗专家共识[J].中华高血压杂志,2012,20(12):1119-1124.

263. KWON S H,LERMAN L O. Atherosclerotic renal artery stenosis:current status[J]. Adv Chronic Kidney Dis,2015,22(3):224-231.

264. 中国医疗保健国际交流促进会血管疾病高血压分会专家共识起草组.肾动脉狭窄的诊断和处理中国专家共识[J].中国循环杂志,2017,32(9):835-844.

265. MA L,SONG Y,MEI M,et al. Age-related cutoffs of plasma aldosterone/renin concentration for primary aldosteronism screening[J]. Int J Endocrinol,2018,2018:8647026.

266. 秦莹,张璇,娄莹,等.醛固酮与直接肾素浓度比值联合醛固酮在老年高血压人群原发性醛固酮增多症筛查中的应用[J].中华高血压杂志,2020,28(9):856-861.

267. 中国医师协会泌尿外科分会肾上腺源性高血压外科协作组.原发性醛固酮增多症的功能分型诊断:肾上腺静脉采血专家共识[J].现代泌尿外科杂志,2020,25(3):205-208.

268. 中华医学会内分泌学分会.原发性醛固酮增多症诊断治疗的专家共识(2020版)[J].中华内分泌代谢杂志,2020,36(9):727-736.

269. TASSONE F. Pheochromocytoma and paraganglioma[J]. The New England Journal of Medicine,2019,381(19):1882-1883.

270. 中华医学会内分泌学分会.嗜铬细胞瘤和副神经节瘤诊断治疗专家共识(2020版)[J].中华内分泌代谢杂志,2020,36(9):737-750.

271. 张毅,曹小倩,卢新政.药源性高血压研究进展[J].国际心血管病杂志,2020,47(4):216-220.

272. 王晓宇,孙丽,李悦.药源性高血压[J].中华高血压杂志,2012,20(12):1188-1190.

273. 黄玉庭,余振球.肿瘤相关性高血压的研究进展[J].中华高血压杂志,2021,29(8):723-727.

274. ZAMORANO J L,LANCELLOTTI P,MUÑOZ D R,et al. 2016 ESC Position Paper on cancer treatments and cardiovascular toxicity developed under the auspices of the ESC Committee for Practice Guidelines:The Task Force for cancer treatments and cardiovascular toxicity of the European Society of Cardiology(ESC)[J]. Eur Heart J,2016,37(36):2768-2801.

275. TOWNSEND R R,MAHFOUD F,KANDZARI D E,et al. Catheter-based renal denervation in patients with uncontrolled hypertension in the absence of antihypertensive medications(SPYRAL HTN-OFF MED):a randomised,sham-controlled,proof-of-concept trial[J]. Lancet,2017,390(10108):2160-2170.

276. MAHFOUD F,KANDZARI D E,KARIO K,et al. Long-term efficacy and safety of renal denervation in the presence of antihypertensive drugs(SPYRAL HTN-ON MED):a randomised,sham-controlled trial[J]. Lancet,2022,399(10333):1401-1410.

277. 盛晓东,金晓琦,朱宗成.经皮肾去交感神经术治疗老年难治性高血压患者的临床研究[J].中华老年心脑血管病杂志,2014,(6):592-595.

278. 孙广华,沈明志,徐文焕,等.远程"互联网+"交互模式在新冠疫情常态化防控期间高血压患者管理中的应用[J].中华心血管病杂志,2021,49(11):1089-1093.

279. LU Y,WANG P,ZHOU T,et al. Comparison of prevalence,awareness,treatment,and control of cardiovascular risk factors in China and the United States[J]. J Am Heart Assoc,2018,7(3):e007462.

280. JI L,HU D,PAN C,et al. Primacy of the 3B approach to control risk factors for cardiovascular disease in type 2 diabetes patients[J]. Am J Med,2013,126(10):925. e911-e922.

281. 罗樱樱,纪立农,翁建平,等.中国2型糖尿病患者使用阿司匹林预防心脑血管事件的调查研究(CCMR-3B研究)[J].中国糖尿病杂志,2015,23(3):198-202.